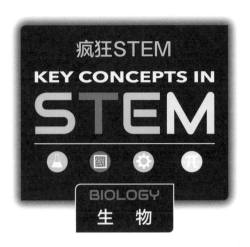

疯狂STEM

KEY CONCEPTS IN
STEM

BIOLOGY
生 物

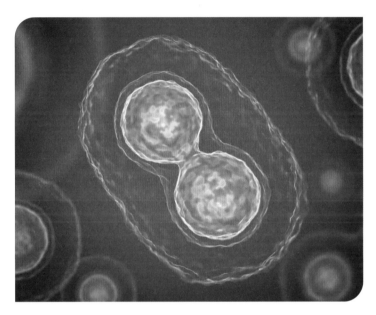

生殖和遗传
REPRODUCTION AND GENETICS

英国 Brown Bear Books　著

朱明原　译

尹玉峰　审校

U0281171

电子工业出版社·
Publishing House of Electronics Industry
北京·BEIJING

Original Title: BIOLOGY: REPRODUCTION AND GENETICS

Copyright © 2020 Brown Bear Books Ltd

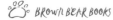 BROWN BEAR BOOKS

Devised and produced by Brown Bear Books Ltd,
Unit 1/D, Leroy House, 436 Essex Road, London
N1 3QP, United Kingdom
Chinese Simplified Character rights arranged through Media Solutions Ltd Tokyo
Japan (info@mediasolutions.jp)

本书中文简体版专有出版权授予电子工业出版社。未经许可，不得以任何方式复制或抄袭本书的任何部分。

版权贸易合同登记号　图字：01-2021-7092

图书在版编目（CIP）数据

生殖和遗传 / 英国 Brown Bear Books 著；朱明原译 . —北京：电子工业出版社，2022.9
（疯狂 STEM. 生物）
ISBN 978-7-121-42741-1

Ⅰ . ①生… Ⅱ . ①英… ②朱… Ⅲ . ①生殖医学－青少午读物 ②遗传学－青少午读物
Ⅳ . ①R339.2-49 ②Q3-49

中国版本图书馆 CIP 数据核字（2022）第 038624 号

审图号：GS 京（2022）0457 号
本书插图系原文插图。

责任编辑：郭景瑶
文字编辑：刘　晓
特约编辑：屈文妍
印　　刷：北京利丰雅高长城印刷有限公司
装　　订：北京利丰雅高长城印刷有限公司
出版发行：电子工业出版社
　　　　　北京市海淀区万寿路 173 信箱　邮编：100036
开　　本：787×1092　1/16　印张：20　字数：608 千字
版　　次：2022 年 9 月第 1 版
印　　次：2022 年 9 月第 1 次印刷
定　　价：188.00 元（全 5 册）

　　凡所购买电子工业出版社图书有缺损问题，请向购买书店调换。若书店售缺，请与本社发行部联系，联系及邮购电话：（010）88254888，88258888。
　　质量投诉请发邮件至 zlts@phei.com.cn，盗版侵权举报请发邮件至 dbqq@phei.com.cn。
　　本书咨询联系方式：（010）88254210，influence@phei.com.cn，微信号：yingxianglibook。

"疯狂STEM" 丛书简介

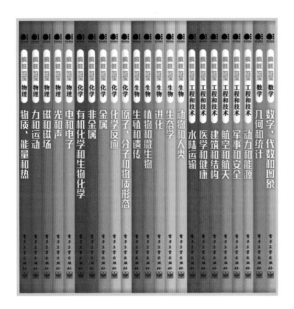

　　STEM 是科学（Science）、技术（Technology）、工程（Engineering）、数学（Mathematics）四门学科英文首字母的缩写。STEM 教育就是将科学、技术、工程和数学进行跨学科融合，让孩子们通过项目探究和动手实践，以富有创造性的方式进行学习。

　　本丛书立足 STEM 教育理念，从五个主要领域（物理、化学、生物、工程和技术、数学）出发，探索 23 个子领域，努力做到全方位、多学科的知识融会贯通，培养孩子们的科学素养，提升孩子们实际动手和解决问题的能力，将科学和理性融于生活。

　　从神秘的物质世界、奇妙的化学元素、不可思议的微观粒子、令人震撼的生命体到浩瀚的宇宙、唯美的数学、日新月异的技术……本丛书带领孩子们穿越人类认知的历史，沿着时间轴，用科学的眼光看待一切，了解我们赖以生存的世界是如何运转的。

　　本丛书精美的文字、易读的文风、丰富的信息图、珍贵的照片，让孩子们仿佛置身于浩瀚的科学图书馆。小到小学生，大到高中生，这套书会伴随孩子们成长。

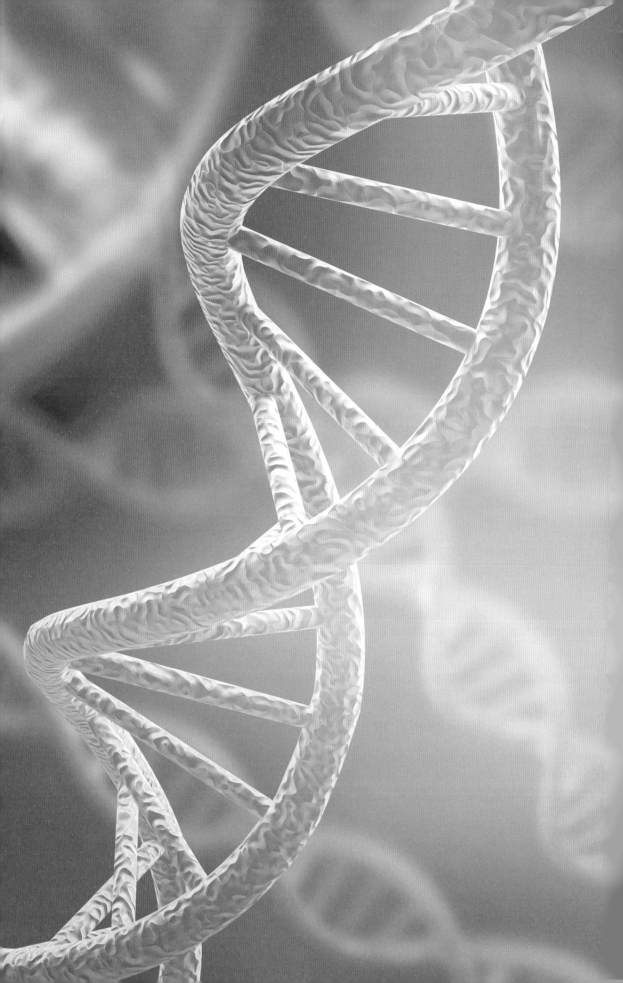

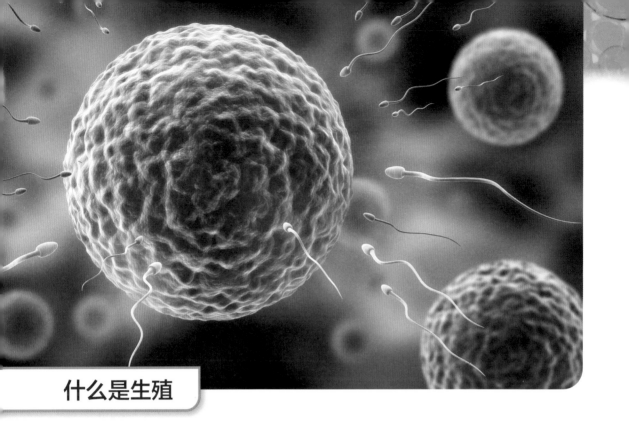

什么是生殖

所有生物都是通过产生幼体或后代实现繁殖的。每个个体迟早都会因为衰老、疾病、灾祸、猎捕或者环境的改变而死去。物种的延续只有依赖繁殖才能实现。

动物繁殖的方式多种多样，有些是卵生的，有些是胎生的。大多数物种有雄性和雌性之分，而有些物种却可以实现雄性和雌性的自由转换。像细菌这样的生物甚至可以直接由单个个体分裂产生后代。生殖方式可以分为两类：有性生殖和无性生殖。

有性生殖需要雄性生殖细胞和雌性生殖细胞（通常被称为"精子"和"卵细胞"）的结合。该结合过程被称为"受精"。结合产生的受精卵会发育成新的个体。由于生殖细胞各自携带从亲本遗传来的一组基因，新的个体就拥有了其独特的基因组合，从而产生了遗传学上的差异。人类是通过有性生殖繁衍后代的。然而，蠕虫、某些植物及真菌等无性生殖的生物的后代，其遗传信息和亲

精子通过穿透体积比它大得多的卵细胞的外膜来实现受精。受精卵，也被称为"合子"，会快速分裂产生更多的细胞。

本的是完全一致的。

对生殖的研究，涉及生物学的很多领域。遗传学和细胞生物学解释了生殖在微观层面的情况。生殖生理学研究生物体内的生殖系统是如何工作的。进化生物学是追溯生命起源和进化（在各个不同阶段的变化）的

种子库

很多植物物种由于栖息地被破坏而濒临灭绝。为了防止物种灭绝，世界各地都建立了种子库，以保存数以千计的植物物种的种子。如果某个物种在某地真的灭绝了，人们就可以利用种子库的种子重新引入。其中最大的种子库是由英国伦敦的 Kew Botanical Gardens 运营的。然而，很多国家的种子库正面临危机，因为当地政府的资助很不稳定。

学科。生殖理论对进化生物学的发展十分重要。掌握生物繁殖的规律，对农业和医学都大有好处。

对生殖的研究

我们对生命的生殖与生长有着很多疑问。其中一部分已经被科学家解决，另外一部分则仍是未解之谜。比如，我们对受精的过程和性激素的工作原理有了大致的了解，但对于其中的很多细节仍然不太清楚。再如，尽管我们对衰老的理解在不断加深，但对衰老的过程仍一知半解。

关于生殖还有很多有趣的"为什么"。比如，为什么会有雄性个体和雌性个体？为什么会有有性生殖？为什么有些生物只能繁殖一次而另一些却可以繁殖很多次？关于遗

传学研究的实际应用也十分广泛。比如，我们可以用什么方法来治疗不孕不育？为什么有时候发育会出现缺陷？我们能否延缓衰老甚至重返年轻？如果可以，该怎么做？

科学词汇

无性生殖：不经过生殖细胞的结合由亲体直接产生子代的生殖方式。

受精：雌雄配子结合形成合子（受精卵）的过程。它可以发生在体内（如哺乳动物），也可以发生在体外（如许多鱼类）。

基因：遗传信息的基本单位，指位于染色体上编码一个特定功能产物的一段核苷酸序列。

农业科学

18世纪，动植物的育种人员可能比科学家更了解生殖和遗传。那个时代正逢农业革命时期，牛、羊及作物的改良品种被相继培育出来。育种人员通常会对他们培育的方法进行保密从而获利。他们的成就启发了查尔斯·达尔文（1809—1882年）对进化学说、格雷戈尔·孟德尔（1822—1884年）对遗传学的研究。

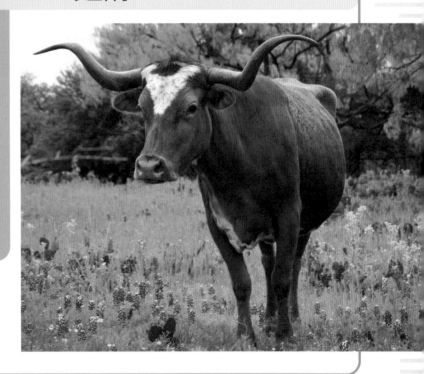

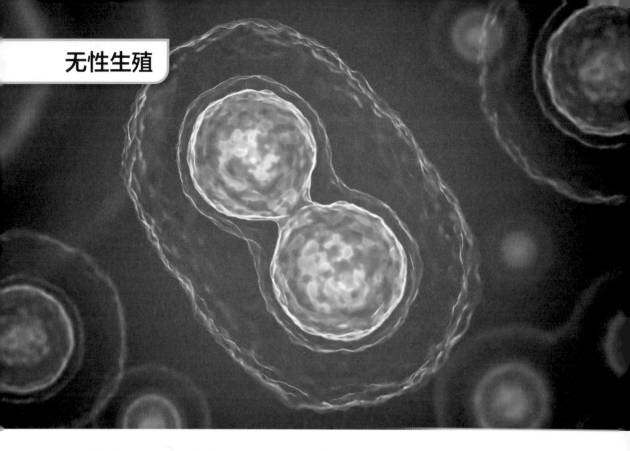

无性生殖

简单来说，无性生殖就是任何不需要生殖细胞结合的生殖方式。无性生殖产生的新个体与亲本拥有完全一致的遗传信息。

普通的细胞分裂，也叫"有丝分裂"，是一种无性生殖方式。"无性生殖"这一术语在讨论整个有机体及其如何繁育后代时最常用。绝大部分单细胞生物，包括细菌和许多原生生物，是无性生殖的。地球上出现最早的生命就是单细胞生物。在有性生殖尚未出现的几百万年间，无性生殖是生命体进行繁殖的唯一方式。

并非只有单细胞生物是无性生殖的，也有不少物种从未进行过有性生殖。一些植物和动物都可以进行无性生殖。然而，有些生物的生命周期因为同时包含了有性生殖和无性生殖而显得十分复杂。无性生殖有很多种形式，既可以通过细胞或者身体的简单分裂来实现，也可以利用一些特定的生殖结构

大部分细菌通过二分裂的方式进行繁殖。一个细胞分裂，产生两个相同的新细胞，这样可使细菌数量每20分钟就翻一倍。

（如孢子）来实现。

不同点在哪儿

无性生殖和有性生殖的差异关键在于，只有有性生殖才能产生具有独特基因的新个体。

基因是脱氧核糖核酸（DNA）片段，具有调控生命体生长的功能。基因通过控制细胞分裂实现繁殖。基因也可以控制蛋白质的合成。蛋白质是生命的组成部分。DNA缠绕形成染色体。每一种生命形式都有固定数量的染色体。人类一般有46条染色体。

新个体能够顺利地成活发育，需要从父母那里得到一套完整的染色体。有性生殖的生物从父亲那里随机得到一组染色体，再从母亲那里随机得到另一组染色体。这样就保证了每个新个体的染色体组合及基因组合

都是独一无二的。无性生殖的个体则会从单个亲本那里获得全部的 DNA，因而新个体的遗传信息和亲本是完全一致的。这样的新个体也被称为"克隆体"。

分裂

简单的无性生殖是二分裂，指细胞分裂成两个相同的细胞的过程。细菌通过这种方式进行繁殖。

二分裂包含细胞遗传物质或 DNA 的加倍。每一个新细胞都会得到加倍 DNA 的一半，从而确保新细胞获得与母体细胞相同数量的 DNA，携带与母体相同的基因。

某些藻类或原生生物通常会进行复分

小试牛刀

测试植物

通过简单的实验可以测试出哪些植物具有无性生殖的能力。观察它们是从叶子生长的还是从茎或根生长的？可以从野生或者家养的植物上切下一小块组织进行培育，在培育过程中保持浇水。数周后检查该组织是否长出了根，如果该组织没有发生变化，则说明该组织不具备无性生殖的能力。对植物后续的生长（无论生根与否）进行记录，并与自然环境中生长的植物进行对比。

孢子

孢子是很多非被子植物专门为生殖而产生的微小结构。孢子比大多数种子小很多。孢子内部只有一个或几个细胞，外围是保护层。因为很小，所以孢子可以随风飘动，在合适的条件下萌发（发芽）长成新的植物。跟种子不同，孢子是通过无性生殖产生的。大部分情况下，无性生殖产生孢子的阶段会和有性生殖的阶段一起构成特定植物种复杂的生命周期。例如，真菌既可以通过无性生殖产生孢子，也可以通过有性生殖产生孢子。

被子植物产生的花粉粒很可能是由孢子进化而来的。花粉只有接触到花的雌性部分才会萌发。花粉中的雄性生殖细胞朝着卵细胞所在的子房生长，最终实现受精。

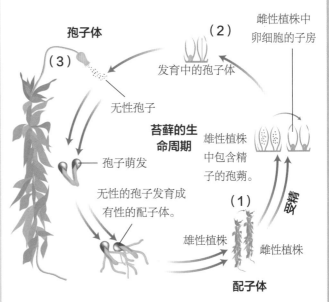

雄性苔藓的精子与雌性苔藓的卵细胞相结合，实现受精（1）。这些性发育阶段被称为"配子体"阶段。无性的孢子体从受过精的雌性个体中发育而来（2）。孢子体释放的无性孢子（3）最终长成配子体（1）。

什么是个体

群体生活的动物被称为"群居动物"。某些群居动物，比如珊瑚，会进行无性生殖，且在生殖结束后个体之间并不完全分离。在这种情况下，我们很难分辨它们是聚集在一起的多个独立个体，还是拥有多张嘴的单一个体。某些动物族群对个体有明确的分工。一些成员负责喂食，另一些负责繁殖，还有一些负责防卫。

裂：细胞中包含 DNA 的细胞核通过多轮有丝分裂产生多个与亲本有相同遗传物质的新细胞核。在细胞核完成分裂后，细胞的剩余部分会在各个新细胞核附近进行分离，从而产生新的单个细胞。某些藻类细胞会利用复分裂产生孢子。

植物的无性生殖

在植物中，无性生殖（营养生殖）和正常生长过程之间并没有清晰的界限。比如沼泽芦苇，就能够通过横向生长的地下茎进行扩散。新的芽和根可以从这些地下茎中萌发。一株植物有时可以覆盖好几十亩地，它们的每个部分又可以在与亲本的连接被破坏时，重新变成一个独立的个体。

再如草莓，可以产生横向生长的地上茎，又被称为"走茎"。当走茎的根部接触地面时，它们会长成新的植株。有些植物可以从很小的组织开始扩散。

植物还有一些无性生殖的特定结构，比如微小的孢子，可以通过风进行传播。很多简单的植物，如苔藓，除有性生殖外，还能长出小束的细胞，称为"孢芽"。孢芽也

是由无性生殖产生的，它们可以通过雨水进行传播，并长成新的植株。

动物的无性生殖

很多无脊椎动物是通过无性生殖繁衍后代的。芽与亲本分离后，会长成独立的个体。无性生殖在海洋软体动物中十分普遍，如苔藓动物、海绵动物、刺胞动物（珊瑚、海葵及其近亲）、棘皮动物（海星及其亲属）及很多水生蠕虫。有很多动物，如珊瑚，会聚集在某一个区域，从水中过滤食物。这类动物的个体通常不会与亲本完全分离，它们经常会形成一个大型的、相互联结的群体。

珊瑚礁就是珊瑚通过无性生殖形成的。这些动物拥有非常强大的再生能力（重新长出被破坏部分的能力）。再生和无性生

海星可以在断裂的过程中进行无性生殖。当海星触手的大部分从身体中分离时，分离出来的部分可以重新长成新的个体。原来的海星还可以重新长出触手。

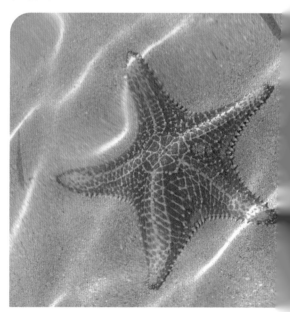

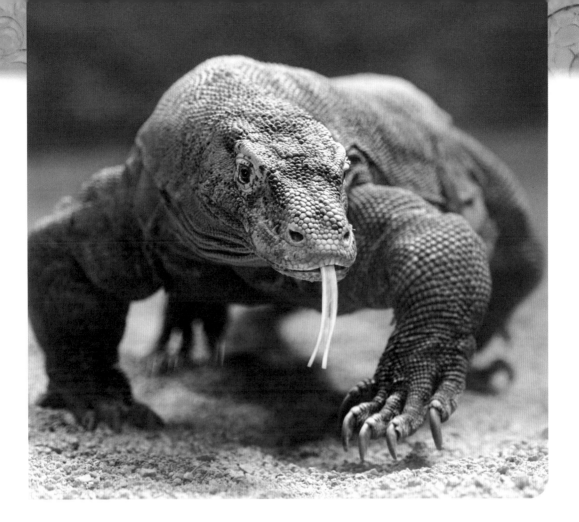

殖有着类似的过程。

孤雌生殖

专业术语"孤雌生殖"来源于希腊语，意为不需要雌雄结合的生殖方式。孤雌生殖是指动植物的卵细胞，在不经过受精的情况下，发育成独立个体的方式，它也是一种无性生殖方式。卵细胞通常不会出现在无性生殖过程中。它是有性生殖的重要构成部分，因为有性生殖会经历精子与卵细胞的结合，卵细胞会包含母体一半的染色体。然而，进行孤雌生殖的生物的卵细胞则包含母体全套的染色体，因而不需要精子提供另外一半染色体。进行孤雌生殖的生物可能源自有性生殖的生物。在它们进化的某个节点上，无性生殖变得更为有利，从而导致了它们生殖方式的改变。

某些种类的蜥蜴族群全部由雌性构成，在特定的情况下通过孤雌生殖的方式繁衍后代。印度尼西亚岛屿上的科摩多巨蜥，在附近没有雄性与之交配的情况下，就可以进行孤雌生殖。

科学词汇

脱氧核糖核酸（DNA）：所有细胞生物（非病毒类）体内包含遗传密码的分子，是遗传信息的载体。

裂殖：细胞通过分裂或断裂进行增殖的方式。

孤雌生殖：一种由未受精的卵细胞发育成新个体的无性生殖方式。

孢子：一种有繁殖或休眠作用的生殖细胞，能直接发育成新的个体。

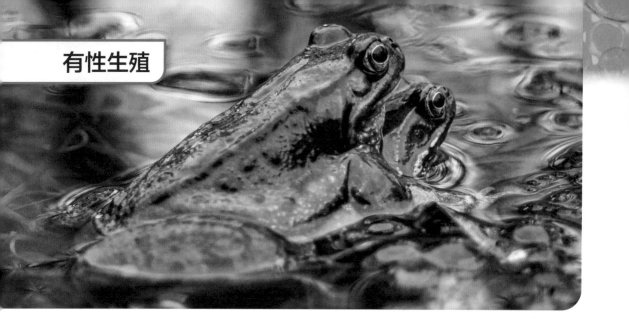

有性生殖

有性生殖产生的个体会从多个亲本那里继承遗传物质。在自然环境中，与性相关的生物行为、身体结构和生物个体间的相互关系多种多样，但它们都有助于遗传物质的融合。

雌性与雄性相互接触并交配。不久之后，雌性就会生育出后代（直接生育或产卵）。这可能是大多数人脑海中关于有性生殖的印象。然而，这仅仅是大自然中各种各样有性生殖方式中的一种。很多物种的雄性和雌性在一生中从未相遇，又或者，一些物种中压根没有单独的雄性与雌性。对于多细胞生物（如动物与植物）来说，有性生殖也意味着在生命的某个特定阶段，它们会回归单细胞状态。

受精

动物的雄性生殖细胞被称为"精子"或"精细胞"，雌性生殖细胞被称为"卵子"或"卵细胞"。不同物种的卵细胞根据其包含卵黄的多少，在大小上有很大的差异，但通常卵细胞比精子大很多。不同物种的精子通常有形态上的差异，但对于大部分物种来说，精子是蝌蚪状的。精子的头部

成年蛙会采用一种叫作"抱合"的姿势进行交配。雄性蛙（图中在上面的一只）用它的前腿抓住雌性蛙。然后，雄性蛙和雌性蛙分别向水中排出精子和卵细胞，从而实现体外受精。

包含紧密堆积在一起的染色体，尾部呈长尾状，有负责推进的鞭毛。

当精子接触到卵细胞时，精子会释放一些酶来帮助自身穿过卵细胞的外层。当精子的头部进入卵细胞内部时，受精便会发生，随后，个体的发育与生长就开始了。卵细胞一旦完成受精，就会产生一些化学屏障来阻止更多的精子进入。

小试牛刀

雄性还是雌性

好好观察一下你家附近的鸟类和其他动物。你能否分辨同一物种中的雄性与雌性？它们在体型、外观和行为上是否存在差异？利用学校图书馆的参考书籍或者网络来验证你对物种性别的猜想是否正确。

如果你猜错了，想一想是不是因为你是从人的角度思考的。当一个物种的雄性与雌性确实存在差异的时候，你是否可以把它们的差异与繁殖方式联系起来？

受精

精子与卵细胞融合（1）引发细胞分裂。随着受精卵（合子）的分裂（2），其自身的大小与复杂程度都会增加，受精卵最终形成胚胎。受精卵外层的保护壳在受精后会逐渐消失。哺乳动物受精卵的胶状内层会一直保留到受精卵进入子宫，大约为受精后的第六天。受精卵外部的两层结构起到保护受精卵的作用。

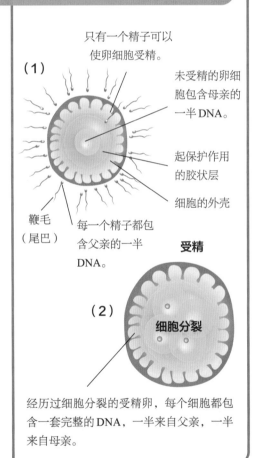

只有一个精子可以使卵细胞受精。

（1）

未受精的卵细胞包含母亲的一半 DNA。

起保护作用的胶状层

细胞的外壳

鞭毛（尾巴）

每一个精子都包含父亲的一半 DNA。

受精

（2）

细胞分裂

经历过细胞分裂的受精卵，每个细胞都包含一套完整的 DNA，一半来自父亲，一半来自母亲。

动物的生殖系统

大多数动物是由名叫"性腺"的性器官产生精子和卵细胞的。产生精子的性腺叫"睾丸"，产生卵细胞的性腺叫"卵巢"。

为什么要有性

在生物领域，"为什么有性的存在"是被讨论最多的一个话题之一。大约有99%的动物进行有性生殖，所以对于动物来说，性的存在具有巨大的优势。性的存在使物种能够从不同的亲本那里继承遗传物质，从而使后代的基因产生多样性。长期来看，基因的多样性能让物种更好地适应未来的变化，对物种的存续有利。然而，根据"自私基因"理论，物种的单一个体应该只在乎其自身基因的存续，而不在乎整个物种的利益。因此，雌性生物倾向于通过孤雌生殖方式来繁育后代，这种方式使其所有的基因（而不是一半）都得到延续。一些科学家认为，性别的存在也有一些短期的好处。比如，基因的多样性可以帮助生物在面对大自然广泛存在的威胁时，始终保持领先优势。

动物体内也会有将精子或卵细胞运送到性腺之外的管道。精子和卵细胞在被释放之前都被储存在特定的地方。某些物种的雄性发育出类似阴茎的器官，可以使精子直接进入雌性的体内。同样，某些物种的雌性也发育出了特定的用于产卵或生育后代的器官。

生殖系统的有些部分一直到个体性成熟时才会发育完全。人类和其他脊椎动物的大脑可以释放一些针对性器官的激素（化学信使）。相应的，性器官自身也会释放其他激素，如睾酮（雄性）和雌激素（雌性）。这些性激素会触发特定性别特征的发育，如女性乳房和男性胡须的发育。同时，它们也维持了精子和卵细胞的产生。

植物的有性生殖

植物，尤其是陆生植物，在生殖上面临着与很多动物一样的问题。古生陆地植物，比如苔藓和蕨类，都有类似动物精子的雄性生殖细胞。它们的精子同样有着类似尾巴的鞭毛结构。鞭毛的运动使精子能够在水中游动。由于此特性，大部分非被子植物存在于潮湿的环境中。雨水的飞溅使雄性生殖细胞在植株之间的游动成为可能。

被子植物通过花粉粒来实现受精。花粉粒十分坚韧且抗干燥。当花粉粒接触到花的雌性生殖部位时（**1**），花粉粒会发芽并长出花粉管，花粉管向下生长并进入子房（**2和3**）。接着，花粉粒会释放出两个雄性生殖细胞。其中一个移动至子房中并和雌性生殖细胞结合（**4**）。受精卵开始发育并长成胚胎，最终成为种子（**5**）。

因为植物不能到处移动，所以它们通常会借助昆虫、蝙蝠、鸟类这样的动物或者风的力量，将花粉从一株植物带到另一株植物上。

（1）花粉粒附着在柱头上。

（2）花粉管从花粉粒中长出并沿着花柱向下生长。这个过程叫作"授粉"。

胚珠

子房

（3）花粉粒中的生殖细胞沿着花粉管向下移动。

（4）雄性生殖细胞和雌性生殖细胞结合。这个过程叫作"受精"。

（5）子房最终变成果实的果肉部分。胚珠中的受精雌性生殖细胞发育成种子。

不同种类的脊椎动物往往会产生相同类型的性激素，但它们的作用因动物而异。比如，催乳素在哺乳动物中是刺激乳汁生成的，而在鸟类中却是触发孵蛋行为的。

雌性每月进行周期性排卵，这种现象被称为"月经周期"。月经周期只存在于人类和其他一些灵长类动物中，如猿类和猴子。与之类似，在其他哺乳动物中存在的是发情周期。这些周期通常是通过激素的复杂调控维持的，有些也会受到季节的影响。

生殖细胞产生的细节是十分复杂的。在卵巢中发育的卵细胞通常会被名为"哺育细胞"及"卵泡细胞"的辅助细胞所包围。这些辅助细胞有着多种多样的功能，其中包括为卵细胞供给营养。卵细胞与精子不同，通常不会在受精前完成减数分裂（减数分裂使生殖细胞的染色体数变为体细胞的一半）。

精子在睾丸中以生产线的方式产生。其产生过程不仅包含减数分裂，也包含未成熟精子中大部分细胞质的去除和鞭毛的生长。睾丸中的睾丸支持细胞会供给精子营养。大多数哺乳动物的睾丸会悬挂在体外的阴囊之中。阴囊是一个由皮肤组成的袋状结构。睾丸之所以在体外，大概是因为精子的发育和活性的维持需要的适宜温度比体温略低。

聚集

受精可以发生在体外，也可以发生在体内（通常在雌性体内）。体外受精为许多像珊瑚和海星这样无法轻易聚集的水生生物的繁殖提供了便利。体内受精则对陆生动物来说十分重要：首先是因为精子无法通过空气传播；其次，对于鸟类和爬行动物来说，卵细胞必须在被保护壳包裹之前就完成受精。

体内受精对于任何在体内孕育胚胎的雌性动物来说都十分重要。这不仅适用于人类和一些其他哺乳动物，同样也适用于鲨鱼等动物。在这种情况下，雄性生物会利用特定的身体结构（对于哺乳动物来说是阴茎）在交配的过程中让精子直接进入雌性体内。当然也有例外，一些动物会使用精荚（一种用于包裹精子的防水囊）使精子进入雌性体内。

科学词汇

细胞质：细胞中包含在细胞膜内的内容物。

酶：生物体内催化特定化学反应的蛋白质。

雌激素：雌性体内最重要的性激素。它控制着雌性特征的发育。

交配：生物的生殖细胞进行结合导致受精和繁殖的活动。

减数分裂：性生殖细胞的一种分裂方式。性细胞核分裂两次，而染色体只复制一次，染色体数目减半的特殊细胞分裂方式。

卵巢：是雌性的性器官，负责产生卵细胞和分泌雌激素。

精荚：由雄性黏腺分泌形成的包裹着精子的囊。雄性会将精荚留在某处由雌性拾取。

睾酮：雄性体内最重要的性激素。它控制着雄性特征的发育。

很多动物，比如鸵鸟，会做出一些精心设计的求偶动作，以向异性表明自身已经做好进行交配的准备。

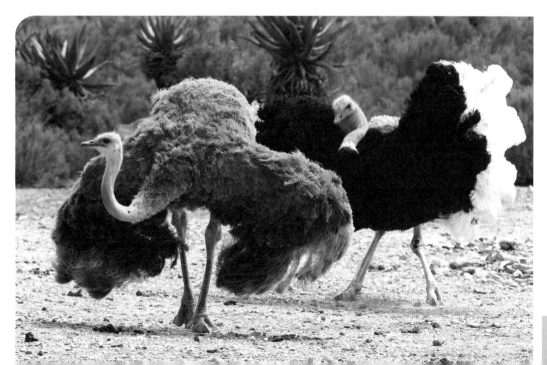

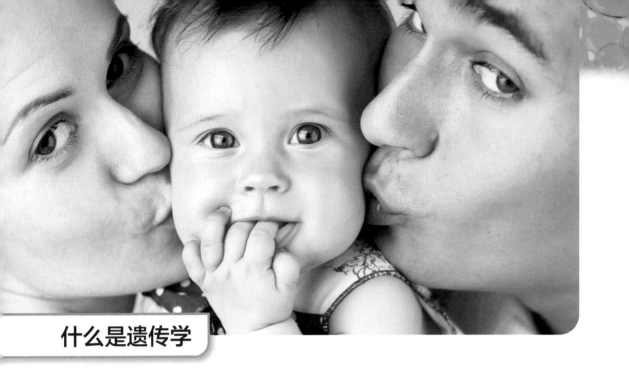

什么是遗传学

是什么决定了你的身高、发色、耳朵形状、血型和其他身体特征？答案就是你的基因。

人身体的方方面面，从长相到身体功能，都由基因控制。基因就像是蕴含编码的信息包。人从父母那里继承基因。基因存在于一长串被称为"脱氧核糖核酸"（DNA）的化学物质上。遗传学是研究基因的结构、功能及其变异、传递和表达规律的学科。

DNA 的重要性

人身体中绝大多数细胞有一个控制中枢，叫作"细胞核"。细胞核包含了身体正常运转所需要的所有基因。生命体内所有遗传物质的总和，被称为"基因组"。携带基因的 DNA 与特定的蛋白质一起构成染色体。每一个物种都有特定数量的染色体。基因是染色体上编码一个特定功能产物（如蛋白质或 RNA 分子等）的一段核苷酸序列。基因作为特定的 DNA 序列，可以驱动细胞内蛋白质的生成。蛋白质的种类多种多样，包括激素和酶。生物体内很多化学反应在

一些身体特征，比如图片中儿童瞳孔的颜色，完全取决于她父亲和母亲遗传的基因。另一些身体特征，比如身高和体重，还会受到生长环境的影响。

没有酶的情况下无法发生。利用 DNA 制造蛋白质，还需要一种类似的化学物质，叫作"核糖核酸"（RNA）。

遗传中的等位基因

人体内每个细胞中的 46 条染色体均一半来自母亲，另一半来自父亲。雄性生殖细胞，又称"精子"，携带了一组染色体。雌性生殖细胞，又称"卵细胞"，携带了另外

一组。精子和卵细胞在受精过程中结合，形成一个被称为"受精卵"的细胞。你和其他人一样，都是以一个受精卵的形式诞生的，是你父母染色体的共同作用，让你成为现在的样子。

染色体携带的基因决定了瞳孔的颜色和鼻子的大小。身体的很多特征是由基因决定的。每一个特征都取决于同一基因两个"版本"的共同作用。一个"版本"来自母亲，另一个"版本"来自父亲。

相互配对的基因被称为"等位基因"。有时两个等位基因是相同的，有时会有差异。那么，身体是如何判别应该由哪个等位基因决定身体特征的呢？答案就是等位基因的显性与隐性。显性基因占据主导地位，它们所控制的性状通常都会显现出来，而隐性基因所控制的性状，只有在显性基因缺失的情况下才会显现出来。所以，隐性基因控制的性状，有时需要几代才会出现。

双螺旋

DNA由糖类、磷酸及一种被称为"碱基"的特定化学物质构成。DNA呈双螺旋结构。在细胞核内，DNA紧密缠绕，并与蛋白质相结合，形成X形状，这种结构被称为"染色体"。

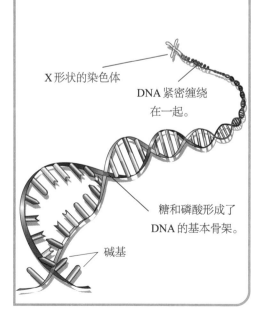

X形状的染色体

DNA紧密缠绕在一起。

糖和磷酸形成了DNA的基本骨架。

碱基

遗传学知识的应用

科学家利用他们的遗传学知识来改变生物的特征。他们可以选择动植物有用的特征进行选择性培育。近年来，科学家对很多作物和动物进行基因改造，以提高它们的产量或防治虫害。转基因改造的生物在医学上也很有用处。比如，转基因改造的生物可以用来生产重要的激素——胰岛素。了解遗传可以帮助医生推出如血友病这样的遗传性疾病发生的概率。

在2003年4月人类基因组计划（HGP）完成之后，科学家又取得了新进展。人类基因组计划完成了对人类所有基因的图谱记录，成为全世界医学研究人员的宝贵工具。

科学词汇

等位基因：一对同源染色体的同一基因座上的两个不同形式的基因。

基因组：生物体内所有基因的总和。

受精卵（合子）：雌雄配子经受精形成的二倍体细胞。

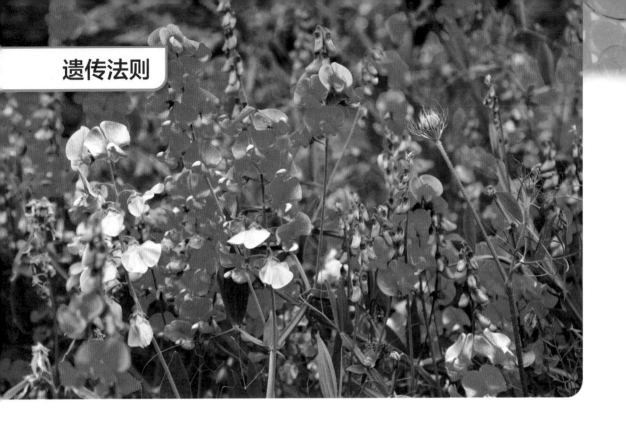

遗传法则

现代生物学家对遗传（生命特征从亲本传递到子代的过程）的认知与了解是从 19 世纪神父格雷戈尔·孟德尔的发现开始的。

你是否想过，为什么你长得像你的亲人而不像你的朋友？为什么猫生不出狗？这些问题的答案都藏在遗传中。生物的特征是以基因的形式传递的。科学家已经知道，基因就在生物体细胞内的 DNA 中。

现在，我们对于生命特征的世代传递有了很深的了解，但在 19 世纪后期之前，遗传一直是一个谜。最早弄明白遗传是怎么回事的人，是一个名叫格雷戈尔·孟德尔的奥地利神父。

修道院的实验

孟德尔在他住的修道院的花园里进行了有关遗传学的实验。他将不同品种的豌豆杂交，然后观察结果。按照孟德尔的设计，开紫花的豌豆与开白花的豌豆需要进行

格雷戈尔·孟德尔用豌豆进行遗传学实验，是因为豌豆的某些特征，比如花的颜色和种子的性状，非常易于区分与辨认。

杂交。采用的方法是用细毛刷将雄花中的花粉（含精子颗粒）移给雌花中的卵细胞，使其受精。受精后的卵细胞会发育成种子，该种子为子一代（F_1）。种植子一代，长出的花都是紫色的。孟德尔接着让子一代的植株自花授粉，得到子二代（F_2）。子二代长出的花 3/4 是紫色的，1/4 是白色的。这是为什么呢？

对结果的理解

孟德尔认为存在某种颗粒状物质，可以将亲本的性状（如花的颜色）传递给子代。每一个植物亲本都会贡献一个颗粒状物质。此外，他还提出，这些颗粒状物质会在生殖细胞（精子和卵细胞）产生的过程中分离。每一个生殖细胞只含有一个颗粒状物质，而生殖细胞结合后产生的新个体，则拥有两个颗粒状物质。

豌豆花颜色的变化

这幅图展示了孟德尔早期的豌豆实验。白色花在子一代中完全消失，又在子二代中重新出现。

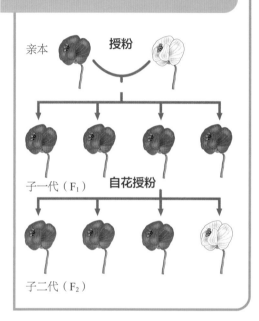

导作用。在C基因存在的情况下，它会一直保持表达（开紫花）状态。相反，c基因只有在C基因不存在从而无法覆盖其功能的情况下，才会表达（开白花）。像c基因这样的等位基因就被称为"隐性基因"。

子二代

因为子一代的基因型都是Cc，所以它们的花都是紫色的。仔细看下方的图就能了解为什么会是这样。子一代植株都有c等位基因。c等位基因会在C显性基因缺失的情况下让植物开白花。每一个生殖细胞都会得到一个等位基因——一对等位基因在杂合状态下各自保持独立性，在配子形成时，随同源染色体分离，$1:1$分配到不同的配子中，使得F_2的表型分离比是$3:1$，基因型分离比是$1:2:1$，这就是孟德尔第一定律，又被称为"分离定律"。

在子一代自交（自花授粉）的情况下，后代的基因型有三种可能的情况：CC、Cc、cc。庞氏表展示了其中的原理。

孟德尔提出的颗粒状物质，现在被称为"基因"。在豌豆实验中，孟德尔认为开紫花的亲本植株拥有某个特定基因的两个相似版本，将其标记为CC；开白花的亲本植株拥有该基因的另外两个相似版本，将其标记为cc。每一个由紫花豌豆产生的生殖细胞都有一个C版本的基因，每一个由白花豌豆产生的生殖细胞都有一个c版本的基因。杂交产生的子一代从两个亲本中各得到一个基因。结果，子一代的豌豆植株只开紫花，这说明C基因的功能可以覆盖c基因的功能。

生物学家将同一基因的不同形式称为等位基因。等位基因C编码紫花，而等位基因c编码白花。C基因是显性基因，具有主

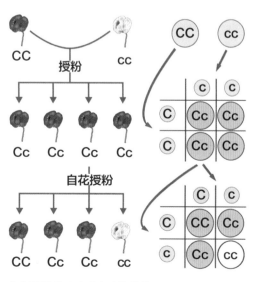

这张图解释了豌豆实验的结果。

小试牛刀

庞氏表（棋盘法）

庞氏表是一种在已知亲本基因型的情况下，判断子代基因型的简易方法。在填写庞氏表时，先把亲本基因型每个基因的等位基因分离。这显示了等位基因在生殖细胞形成过程中的分离方式。然后将雄性生殖细胞的等位基因写在庞氏表的一边，再将雌性生殖细胞的等位基因写在表格的另一边。将两边的等位基因组合在一起，就可以得到所有可能的子代基因型。用这种方法可以看出子代的表型，同时可以知道子代中各种表型出现的概率。

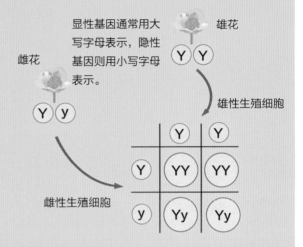

显性基因通常用大写字母表示，隐性基因则用小写字母表示。

等位基因由亲本传给子代的概率是随机的。庞氏表展示了等位基因的可能组合及各组合出现的概率。如图中所示，1/2 的子代基因型为 YY，剩下的则是 Yy。

三种不同的基因型只会产生两种可能的表型。因为 C 基因的功能会覆盖 c 基因的功能，因此 CC 和 Cc 的表型是一样的。3/4 的子二代开紫花，剩下的开白花。

等位基因的归宿

当植物产生生殖细胞时，是母本的等位基因进入一个生殖细胞，父本的等位基因进入另一个，还是一个生殖细胞同时包含父母两者的等位基因？孟德尔设计了相关实验来寻找答案（见 21 页图表）。

豌豆有决定种子颜色和形状的基因。决定种子颜色的有两个等位基因，显性的 Y 产生黄色的种子，隐性的 y 产生绿色的种子。种子的形状也由两个等位基因控制。显性的 R 产生圆形的种子，隐性的 r 产生皱缩的种子。

在孟德尔的实验中，一个亲本产生圆形黄色的种子（基因型为 YYRR），另一个亲本产生皱缩绿色的种子（基因型为 yyrr）。两个亲本杂交产生的子一代基因都是 YyRr。子一代含有两个等位基因的显性版本，所以种子都是圆形黄色的。然后，孟德尔让子一代自花授粉。假如等位基因保持它们在亲本中的关系（即 Y 与 R 关联，y 与 r 关联），那么子一代产生的生殖细胞就只有两种可能的基因型：YR 和 yr。这样，子二代的种子应该 3/4 是圆形黄色的，剩下的 1/4 是皱缩绿色的。如果出现这样的结果，就没有理由认为两个种子的性状是由不同的基因控制的，因为圆形的种子总是黄色的，而皱缩的种子总是绿色的。

然而，事实并非如此。在生殖细胞生成的过程中，Y 与 y 的分离及 R 与 r 的分离是相互独立的。子一代产生的生殖细胞有四种不同的基因型，且四种基因型出现的概率一致。它们分别是YR、yR、Yr、yr。

庞氏表（右图）展示了子二代可能出现的九种基因型的组合形式。子二代可能出现三种不同颜色的基因型（YY、Yy、yy）和可能出现三种不同形状的基因（RR、Rr、rr）。

子二代的表型

这些基因型的组合产生了四种不同的表型。其中也包括了在原始亲本中没有出现的表型，如黄色皱缩的种子。庞氏表让我们能够预测在子二代中会有哪些表型出现。

豌豆种子的实验帮助孟德尔归纳出了他的第二条定律，即自由组合定律：位于非同源染色体上的两对或两对以上的非等位基因，在配子形成时，同一对等位基因各自独立地分离，分别进入不同的配子中，不同对的等位基因可以自由组合。

遗失和找回

孟德尔在1866年出版了他的著作。大约40年里，并没有人注意到这本著作。之后，有些科学家发现了他的研究，并利用这些研究推进了对遗传的探索。科学家发现基因存在于染色体中，并且基因本身就是DNA构成的片段。2003年，遗传学家完成

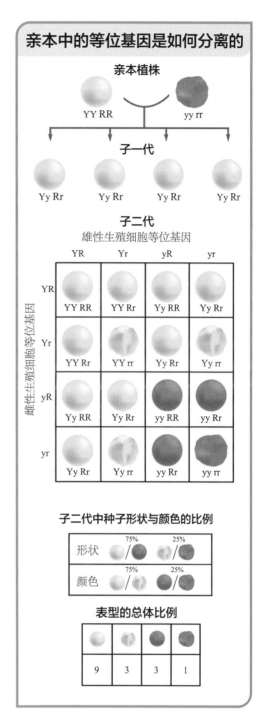

亲本中的等位基因是如何分离的

亲本植株

亲本植株 YY RR × yy rr

子一代

Yy Rr Yy Rr Yy Rr Yy Rr

子二代

雄性生殖细胞等位基因

雌性生殖细胞等位基因

	YR	Yr	yR	yr
YR	YY RR	YY Rr	Yy RR	Yy Rr
Yr	YY Rr	YY rr	Yy Rr	Yy rr
yR	Yy RR	Yy Rr	yy RR	yy Rr
yr	Yy Rr	Yy rr	yy Rr	yy rr

子二代中种子形状与颜色的比例

形状	75%	25%
颜色	75%	25%

表型的总体比例

9	3	3	1

了人类基因组计划。如果没有孟德尔150年前在修道院花园里的实验，遗传学家很可能无法完成这样的壮举。

科学词汇

子一代：由亲本杂交产生的第一代杂种。用F_1表示。子一代产生的后代被称为"子二代"。

基因型：一个生物体或细胞的遗传组成。

表型：一个生物体或细胞可以观察到的性状或特征。

细胞和染色体

生长、修复和繁殖：所有这些过程都依赖细胞分裂的能力。

细胞是身体器官的组成部分。身体的任何部分，从心脏、肝脏和胃等器官，到神经等组织，甚至连血液都包含着细胞。每一个细胞的功能及发育在很大程度上取决于细胞的DNA。DNA承载着基因，基因作为DNA序列控制着细胞的行为。你的基因遗传自你的父母。动物与植物等生物的细胞，都有一个控制中心，即细胞核。它是DNA的家。细胞核被胶状细胞质包裹。细胞质中又含有不同的微型器官，被称为"细胞器"。细胞的全部内容都被细胞膜包裹着。

细胞是有生命周期的。一个典型的细胞生命周期有两个主要阶段。第一阶段被称为"间期"。在间期，细胞生长，并合成蛋白质及其他产物。体细胞通过有丝分裂增加数量。这是细胞生命周期的第二阶段——分裂期。细胞的繁殖使死去的细胞可以被替代，同时也驱动着整个生命体的生长。有丝分裂会产生一对新细胞。然而，每个子细胞都需要一套完整的基因（体内全部的基因）以保证正常的功能。

了解癌症

对细胞生命周期的研究，帮助生物学家发现了癌症的病因。癌细胞的分裂不受控制，会形成被称为"肿瘤"的生长物。在一些癌细胞中，控制细胞分裂的基因可能出现了缺陷，另外一些癌细胞则可以生成它们自身所需的生长因子，导致身体无法阻止癌细胞的持续分裂。

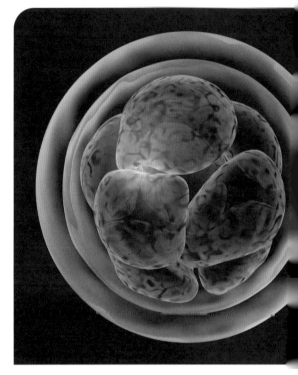

这张电脑生成的精美图片，显示了人类受精卵在8细胞期的样子。这个时期的受精卵经过了三次有丝分裂。

染色质

除生殖细胞外，人身体里的大部分细胞含有一套（两组）完整的DNA，一组由母亲提供，另一组由父亲提供，两组DNA相似但不完全相同。DNA和蛋白质组装在一起形成的复杂结构被称为"染色质"。在细胞间期，体细胞中的染色质在细胞核中，呈细丝状排列，该结构无法通过显微镜看到。

有丝分裂中发生了什么

细胞分裂的准备工作是在间期完成的。一对被称为"中心粒"的杆状小体开始自体复制。同时，细胞内的DNA也会复制，这个过程是必不可少的。因为细胞分裂产生的两个子细胞都需要一套完整的DNA。有丝

有丝分裂是如何进行的

1

染色
单体

1. 间期

亲本细胞做细胞分裂的
准备。DNA和中心粒
复制。

2

染色体

有丝分裂

2. 前期

染色单体压缩形成染
色体。细胞核四周的
核膜裂解。纺锤体开始
形成。

纺锤体

3

中心粒

3. 中期

染色体排列在纺锤体的
赤道板上。

4

4. 后期

染色体被拉开。染色单
体分别向细胞的两端
移动。

5

5. 末期

新的核膜在染色单体周
围形成。染色单体开始
解链。

6

6. 细胞质分裂

细胞质分裂，产生一对
子细胞。

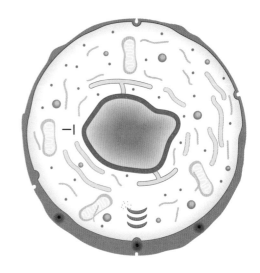

上图展示了一个动物体细胞的典型结构。细胞内
的各个部分，如线粒体和细胞核，都是被称为
"细胞器"的微小器官。

向相反的方向移动到细胞的两端。中心粒之
间形成鸟笼状的结构。这个结构被称为"纺
锤体"。它就像火车的铁轨一样，控制着染
色体的移动路径。同时，细胞核周围的膜状
结构（被称为"核膜"），开始裂解。染色
体会缠得越来越紧。它们沿着赤道板排列。
赤道板在纺锤体的中间。

染色体通过着丝粒与纺锤丝相连。然
后，细胞和纺锤体开始伸展，这会使染色体
中完全相同的一对染色单体分开。分开的染
色单体越来越远，分别沿着纺锤体结构，向
细胞两端的中心粒移动。

分裂是从细胞核内的染色质与其他蛋白质分
离开始的。染色质纤维会缩短加粗，然后缠
绕形成香肠状结构。此时的它们被称为"染
色单体"。因为细胞内DNA的复制，所以
每个染色单体都有两个DNA副本。完全相
同的一对染色单体以X形状连在一起，该结
构被称为"染色体"。两个染色单体中心的
X连接点被称为"着丝粒"。

纺锤体

紧接着，细胞间期产生的两对中心粒

染色体的部分

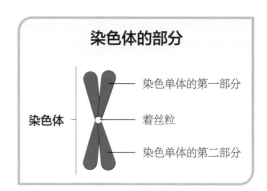

染色体 — 染色单体的第一部分

着丝粒

染色单体的第二部分

染色单体（或子染色体）最终会到达细胞两端。新的核膜会在子染色体的周围形成。染色体开始解链，并回到染色质的形态。纺锤体也会裂解。细胞从物理上分裂成两个子细胞的准备工作已全部就绪。微小的细丝在赤道板处收缩，使该处的细胞部分变窄。细胞就会分裂成为两个子细胞。两个子细胞包含和原始细胞完全相同的一整套基因。

不同的细胞

下图解释了二倍体和单倍体之间的差异。二倍体含有两组染色体，而单倍体只有一组染色体。

1 亲本的体细胞是二倍体，有两组（共46条）染色体。

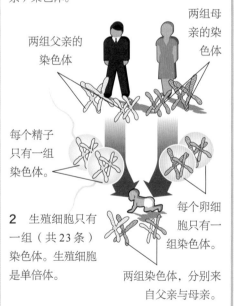

两组父亲的染色体

两组母亲的染色体

每个精子只有一组染色体。

每个卵细胞只有一组染色体。

2 生殖细胞只有一组（共23条）染色体。生殖细胞是单倍体。

两组染色体，分别来自父亲与母亲。

3 单倍体的生殖细胞在受精时结合。婴儿有两组染色体，一组来自父亲，一组来自母亲。所以婴儿的体细胞和其父母的一样，都是二倍体。

产生生殖细胞

你体内的大部分细胞是二倍体。这意味着它们包含两组染色体，一组由父亲提供，另一组由母亲提供，共计46条染色体。有丝分裂会产生两个子细胞，每个子细胞都有46条染色体。但是，在精子和卵细胞融合受精时，情况会是怎样的呢？

如果生殖细胞是二倍体，那么产生的受精卵（发育成新个体的受精卵）就会有四组（共计92条）染色体。像这样增加，他们的后代就会有184条染色体。以此类推。为了避免这一点，生殖细胞必须是单倍体——它们必须只有一组染色体，这样才能确保后续的受精卵获得正确数量的染色体，而不是更多。精子和卵细胞是通过与有丝分裂不同的细胞分裂方式形成的。生物学家将这种分裂方式称为"减数分裂"。减数分裂产生单倍体。例如，人类的精子和卵细胞的细胞核内就包含23条染色体，而不像其他体细胞那样有46条染色体。

减数分裂何时发生

产生生殖细胞的母细胞和其他细胞一样有生命周期，只不过产生生殖细胞的周期可以持续很多年。如果你是女性，卵细胞发生（卵细胞形成的过程）在你出生之前就开始了。然而，完成减数分裂则要等到青春期，就是10到13岁的时候。从那时起，减数分裂会一直持续。每个月都有一个卵细胞完成它的发育，直到女性50岁左右。然而，如果你是男性，精子发生（精子形成的过程）在大约14岁左右才开始。精子形成一直持续到男性生命终点。

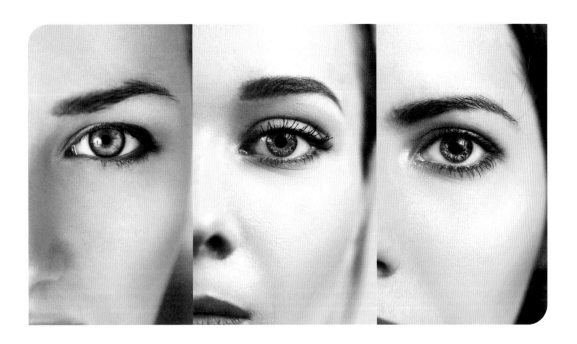

减数分裂的原因

减数分裂与有丝分裂不同，还有另外至关重要的作用。有丝分裂是一种维护稳定性的机制，它确保了人体所有体细胞都有相同的一组基因。与之相比，减数分裂促进了遗传变异。减数分裂导致生殖细胞中原始细胞的 DNA 与产生的细胞中的 DNA 有所不同。

眼睛颜色是一种遗传特征，受多个基因的影响。不同的基因组合产生不同的颜色：棕色（最常见）、蓝色，以及绿色（最少见）。

代与代之间的微小差异，对于有性生殖的生物，比如人类来说，是一件好事。这些差异可以在自然选择中发挥作用，从而帮助生物更好地适应环境的变化。减数分裂促成的多样性，解释了为什么你看起来很像你的父母或兄弟姐妹，但又与他们不完全相同。

核型是什么

核型是系统显示人体染色体数据的图表。染色体按从大到小的顺序，依次排列和编号。性染色体被放在最后。为了制作核型，医生给分裂中的细胞染色，以便观察染色体，同时在基因序列的特定位置添加条带作为标记。然后，医生进行拍照，依据染色体的大小和条带标记，利用电脑软件对染色体进行排列。核型可以帮助医生快速识别主要的染色体疾病。

减数分裂如何发生

减数分裂中，细胞的 DNA 只复制一次，但细胞分裂两次。分裂的第一个主要目的是促进遗传的多样性。

每对染色体都被称为"同源染色体"，这意味着它们在大小和外观上十分相似（除了性染色体，它们之间可能不匹配）。每对同源染色体中的每条染色体都携带相同特征

减数分裂的机制

减数分裂有两次细胞分裂。每一个阶段的名字都会伴随一个罗马数字，这个数字表明该阶段发生在第几次细胞分裂中。

1 前期I
染色单体聚合在一起形成染色体。相互配对的染色体聚集在一起形成四分体。四分体中可能发生DNA交换。核膜裂解，纺锤体结构形成。

2 中期I
四分体在纺锤体的赤道板上随机分布。

纺锤体

3 后期I
四分体会分解，同源染色体移动到细胞的两端。

4 末期I
染色体解链，核膜重新形成，细胞开始分裂。

5 前期II
核膜裂解，纺锤体再次形成。

7 后期II
成为子染色体的染色单体被分别拉向细胞两端。

6 中期II
染色体在纺锤体的赤道板上排布。

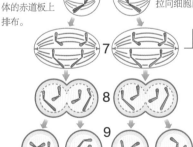

8 末期II
核膜重新形成，细胞在赤道板处变窄。

9 细胞质分裂
细胞分裂，产生单倍体生殖细胞。

科学词汇

二倍体： 具有两组同源染色体的细胞或个体。

单倍体： 只有一组染色体的细胞（如生殖细胞）或个体（如雄蚁）。

核型： 细胞分裂中期染色体的数目、大小和形态特征的总汇。

细胞器： 真核细胞中具有一定形态、执行特定功能的结构，如线粒体、内质网和高尔基体等。

多倍体： 带有三组以上同源染色体的细胞或个体。

的基因，如眼睛颜色的基因。然而，单个染色体的基因，可能与其配对染色体的等位基因不同。比如，某个染色体中的等位基因可能导致眼睛颜色为棕色，而与其配对的等位基因可能产生蓝色。

在减数分裂发生前，细胞需要做分裂的准备。DNA和中心粒进行复制。和有丝分裂一样，染色质纤维变粗，相同的染色质配对，在着丝粒处聚合，形成X形状的染色体。然后，成对的染色体结合到一起，形成四分体。四分体中的染色体，一条包含父亲DNA的两个副本，另一条包含母亲DNA的两个副本。

基因交换

组成四分体的染色体是并排分布的。对应的基因完全匹配。就在这时，第一个增加遗传多样性的过程就发生了。这个过程被称为"交换"——四分体中的两条染色体在相同的位置发生断裂，接着大段的DNA在染色体之间进行互换。这个随机的过程，

额外的染色体

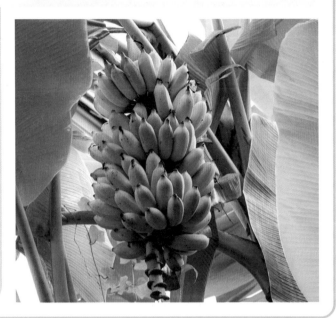

大部分植物和动物都是二倍体。它们的遗传物质包含两组染色体。然而，有时因为减数分裂中发生错误，子代继承了两组以上的染色体。这对动物来说通常是致命的，但有些植物则可以应对这种情况。留有额外染色体的植物被称为"多倍体"。很多作物是多倍体。有时额外的染色体来自同一物种。例如，香蕉就有三组染色体，使香蕉成为大而无籽的水果。香蕉本身是不育的（无法繁殖），新的植株只能通过插枝获得。

将从父母那里获得的DNA进行了混合。同时，核膜会裂解，产生的纺锤体把中心粒推向细胞相反的两端。四分体会附着在纺锤体上并移动到赤道板上。它们在赤道板上排列的方式是随机的。由父母提供的染色体可能在赤道板的任意一边。随后，四分体分裂，染色体被拉到细胞完全相反的两端。细胞会分裂，跟有丝分裂一样并产生两个子细胞。四分体在赤道板上的随机排列，是遗传多样性的第二个重要来源。来自父亲或母亲的染色体最终可能进入任何一个细胞。

精子和卵细胞

通过交换及四分体在纺锤体上的随机分布，子细胞的DNA与原始细胞的DNA已经不同。此时，子细胞再次分裂生成生殖细胞。这一次，DNA不再复制。分裂的过程和有丝分裂类似。染色体排列在纺锤体上，然后被拉到每个细胞的两端，细胞随之完成分裂。

当减数分裂完成时，一个原始细胞会产生四个生殖细胞。每一个生殖细胞都只含有一组染色体。换句话说，它们都是单倍体。每个生殖细胞都可以与配偶提供的另外一个生殖细胞结合形成受精卵。比如，卵细胞和精子结合产生的受精卵，会重新拥有两组完整的染色体。

有时候减数分裂也会出错。如果第21号染色体没能从四分体中分离出来，那么两个染色体就可能到达子细胞的同一端，这样就会导致卵细胞要么有两条21号染色体，要么没有。如果有两条21号染色体的卵细胞与正常的精子结合，形成的受精卵就有三条21号染色体。这样的受精卵发育出的孩子会患唐氏综合征。

DNA 和 RNA

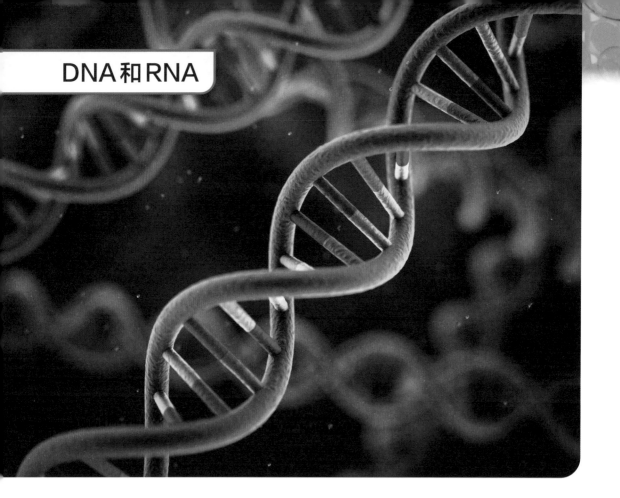

几乎所有生物体细胞内的遗传物质都是由一种被称为脱氧核糖核酸（DNA）的化学物质构成的。另一种与之相似的化学物质核糖核酸（RNA），对蛋白质的生成也很重要。

DNA 分子的形状就像一个绕自己旋转很多次的梯子，梯子的梯级没有折断。这种形状被称为"双螺旋"。DNA 的组成单元被称为"核苷酸"。它们是由糖和磷酸构成的化学物质。糖和磷酸构成了 DNA 梯形结构的两边。核苷酸包含四种碱基中的一种。四种碱基分别为腺嘌呤（A）、胸腺嘧啶（T）、鸟嘌呤（G）和胞嘧啶（C）。这些碱基构成了梯子的梯级。DNA 两条链上的碱基是以一种特定的方式结合在一起的。腺嘌呤永远与胸腺嘧啶结合，鸟嘌呤永远与胞嘧啶结合。

这张电脑生成的精美图片，展示了遗传的核心物质——DNA 的双螺旋结构。

为什么 DNA 如此重要

在动植物等生物体内，DNA 存在于细胞核（控制中心）中。DNA 携带着基因。

DNA 的类型

尽管双螺旋结构为人熟知，但它并不是生物体内 DNA 存在的唯一形式。有些病毒的 DNA 只有单链，它的两端会结合在一起形成环状结构。还有一些病毒和所有生物体的 DNA 一样，都为双链结构。但是，有时候，双链 DNA 的末端也会结合在一起形成环状结构。有些生物甚至有超螺旋结构的 DNA，这种 DNA 自身的扭曲程度远远超过正常水平。

DNA如何复制

DNA的复制保证了细胞分裂产生的子细胞有和母细胞完全相同的一组基因。

碱基

糖和磷酸组成的"骨架"

1 DNA分子解开形成两条链。

2 新的核苷酸在DNA聚合酶的帮助下分别连接到DNA的两条链上。

3 两个完全相同的DNA分子就形成了。

- 腺嘌呤碱基
- 鸟嘌呤碱基
- 胞嘧啶碱基
- 胸腺嘧啶碱基

基因是由DNA分子中碱基的排列顺序生成的一组指令。一些基因直接控制蛋白质的合成。一个DNA分子中可能存在着成千上万个基因。每一个基因都指导着不同蛋白质的合成。有些蛋白质帮助形成组织和器官。有些以酶的形式发挥作用，产生特定的细胞产物，如激素。

蛋白质中最重要的就是酶。它们控制着体内化学反应发生的速度。体细胞中有成千上万个化学反应发生。这些对于细胞来说必不可少的化学反应，在没有酶的情况下都

修复错误

DNA复制的准确率是十分惊人的。科学家预测，大概100亿次的细胞分裂才有可能产生一个基因序列错误。这个过程是怎么做到如此可靠的呢？是因为自然选择消除了很多错误。消除的方法，一种是细胞在分裂错误前死去，另外一种是修正错误。细胞中的酶"系统"在DNA完成复制后，会扫描DNA分子，对碱基序列中的错误进行修复。

不可能发生。

包括酶在内的蛋白质几乎决定了生命体的方方面面，包括容貌和各部分的功能。这就是DNA如此重要的原因。没有DNA，就不能制造蛋白质。

DNA如何复制

除病毒外，细胞分裂对于生物来说是必不可少的。细菌分裂可以产生更多的细菌；动植物体内的细胞通过分裂促成个体的生长和修复。但是，每一个新细胞都需要一套完整的基因来确保自身功能的正常运行。为保证这一点，细胞内即将分裂的DNA分子会自我复制。

复制是为了在即将分裂的细胞中，产生完全相同的DNA复制品。复制的第一步是对双螺旋结构的解链。每个双螺旋梯子都分离成两条链。组成梯级的碱基成对分开，梯子两边解开。每一条链都会成为新的DNA双螺旋的模板。

复制的第二步需要DNA聚合酶。这个酶帮助细胞内游离的核苷酸连接到模板链

上。腺嘌呤与胸腺嘧啶结合，鸟嘌呤与胞嘧啶结合。DNA聚会酶沿着DNA模板链移动，在移动的过程中，将正确的核苷酸连接到对应的位置上。当第二步完成时，就可以得到两个与原始版本完全相同的DNA。每个DNA都是由一条原始的DNA链和一条新生成的链构成的。至此，细胞就可以分裂成两个子细胞，而每个子细胞都有完整的DNA。复制对于生物的生长和特征的遗传是必不可少的。复制使得个体携带的基因可以通过精子和卵细胞传给下一代。

下一步会发生什么

在细胞分裂产生一对新细胞后，新细胞就会根据DNA提供的指令生成蛋白质。DNA中的碱基序列是怎么控制蛋白质的合成的呢？为了合成蛋白质，还需要另一种分子——核糖核酸（RNA）。和DNA一样，RNA也是由核苷酸组成的。它们两个的化学物质十分相似，只是RNA通常来说更小，且是单链而不是双螺旋结构的。RNA可以携带从DNA处获取的编码信息，然后将其运输到细胞体内合成蛋白质的地

转录是如何进行的

在转录过程中，DNA的碱基代码被用来制造 RNA。RNA 从细胞核移动到核糖体中。RNA 决定了细胞生成的蛋白质类型。

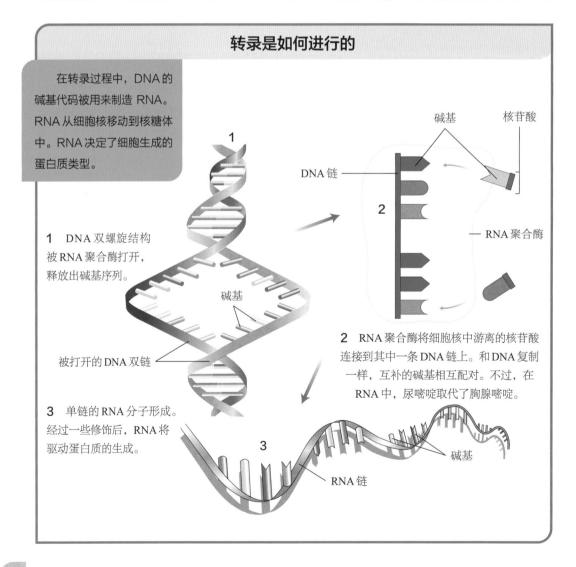

1 DNA 双螺旋结构被 RNA 聚合酶打开，释放出碱基序列。

被打开的 DNA 双链

碱基

DNA 链

碱基 核苷酸

2

RNA 聚合酶

2 RNA 聚合酶将细胞核中游离的核苷酸连接到其中一条 DNA 链上。和DNA复制一样，互补的碱基相互配对。不过，在RNA 中，尿嘧啶取代了胸腺嘧啶。

3 单链的 RNA 分子形成。经过一些修饰后，RNA 将驱动蛋白质的生成。

3

碱基

RNA 链

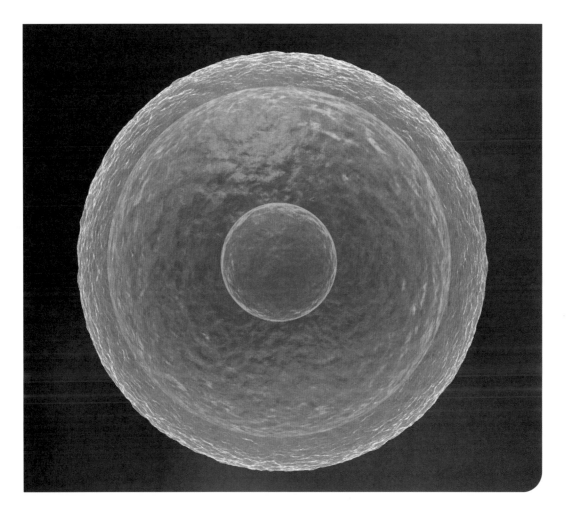

卵细胞是人体中最大的细胞。所有DNA都装在细胞中心的细胞核中。

方。它的作用就是信息运输。RNA的合成过程叫作"转录"。首先，RNA聚合酶打开部分DNA的双螺旋结构，使特定的碱基序列——基因，更易被接触。双链中的其中一条可以作为RNA合成的模板，复制方式与DNA类似。RNA聚合酶沿着DNA链移动，将互补的核苷酸连接到模板链上。这样就生成了RNA链。由此生成的RNA与打开链中没有被作为模板的DNA链上的核苷酸序列保持一致。不同的是，在RNA分子中，第五种碱基尿嘧啶会取代胸腺嘧啶。尿嘧啶只与腺嘌呤结合，就像DNA中胸腺嘧啶与腺嘌呤结合一样。

更多的酶迅速地在新生成的RNA链上开始工作，有些甚至在转录完成之前就已开始工作。这些酶在RNA分子的末端加上一个碱基序列，称为"尾"。它们同时也会在RNA分子的前端加上一个碱基序列，称为"帽"。尾和帽保护RNA分子中的重要部分免受损伤。RNA分子中还存在一些被称为"内含子"的片段。内含子对蛋白质的合成并无作用，会被移除，最终的产物被称为"信使RNA"（mRNA）。

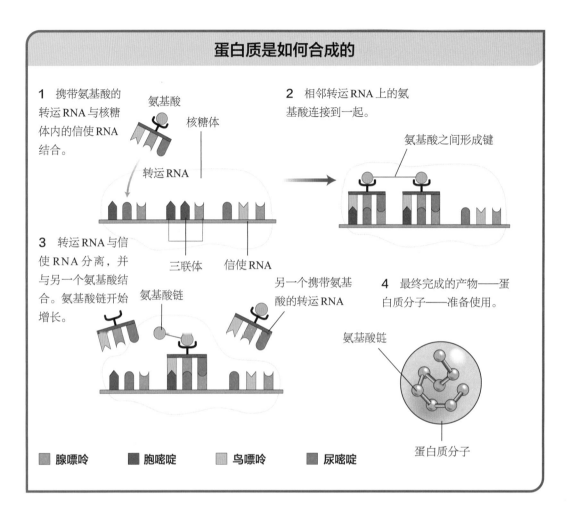

蛋白质是如何合成的

1 携带氨基酸的转运 RNA 与核糖体内的信使 RNA 结合。

氨基酸

核糖体

转运 RNA

2 相邻转运 RNA 上的氨基酸连接到一起。

氨基酸之间形成键

3 转运 RNA 与信使 RNA 分离，并与另一个氨基酸结合。氨基酸链开始增长。

三联体　信使 RNA

氨基酸链

另一个携带氨基酸的转运 RNA

4 最终完成的产物——蛋白质分子——准备使用。

氨基酸链

蛋白质分子

■ 腺嘌呤　　■ 胞嘧啶　　□ 鸟嘌呤　　■ 尿嘧啶

合成蛋白质

下一步，信使 RNA 中的碱基序列会被用来生成蛋白质。这个过程被称为"翻译"。信使 RNA 从细胞核漂移到细胞质（细胞细胞核外部的部分）中。在那里，信使 RNA 的帽与被称为"核糖体"的微小细胞器结合。核糖体就是蛋白质合成的地方。

生物学家将信使 RNA 中的碱基序列称为"三联密码子"。因为它们是由三个连续的碱基（三联体）组成的一个特定氨基酸编码。生物体内一共有 20 种不同的氨基酸。它们是组成蛋白质的单元。三联体决定了哪些氨基酸在哪里连接在一起。

从氨基酸到蛋白质

在此期间，另一种被称为"转运 RNA"（tRNA）的 RNA 分子和细胞中游离的氨基酸结合。每个转运 RNA 都由三个核苷酸组成。转运 RNA 中的碱基序列决定了它能和哪种氨基酸结合。

带有匹配氨基酸的转运 RNA 与信使 RNA 三联体结合。核糖体将两个 RNA 分子固定在适当的位置。然后，另一个转运 RNA 再去匹配氨基酸，并与信使 RNA 结合，这个过程不断重复。在这个过程中，核糖体不断地把紧密接触的氨基酸连接在一起，形成氨基酸链，氨基酸链不断延长，最终形成蛋白质分子。

新合成的蛋白质会以一定的方式折叠，然后转移到特定的位置发挥功能。

基因的调控

虽然 DNA 在细胞分裂前必须全部复制，但基因并非在所有的细胞里一直有活性。任何细胞的功能都是有限的。例如，垂体细胞生成的激素在其他地方无法生成。具有调控功能的物质负责控制。有些酶与 DNA 结合。结合的位置通常在目标基因附近。酶与 DNA 的结合，可以促进或抑制基因的转录。另外一些调控因子是由 RNA 构成的。这些调控系统控制着基因的活性。

个体内的所有细胞都具有相同的一组基因，但基因并非在所有细胞中一直有活性。基因组中的 DNA 就包含着控制基因开始或停止工作的指令。

科学词汇

氨基酸：组成蛋白质的基本结构单位，结构中含有氨基和羧基的一类有机化合物。

双螺旋：双链 DNA 分子的两条链围绕着共同的假想轴旋转而形成的二级结构。

信使 RNA（mRNA）：携带从 DNA 编码链得到的遗传信息，在核糖体上翻译产生多肽的 RNA。

核苷酸：一类由嘌呤碱或嘧啶碱、核糖或脱氧核糖，以及磷酸三种物质组成的化合物。

复制：DNA 或 RNA 基因组的扩增过程。

核糖核酸（RNA）：由四种核糖核苷酸经磷酸二酯键连接而成的长链聚合物，是遗传信息的载体。

核糖体：生物体的细胞器，是蛋白质合成的场所。

转录：遗传信息从 DNA 转移到 RNA 的过程。

转运 RNA（tRNA）：根据 mRNA 的遗传密码转运氨基酸的 RNA。

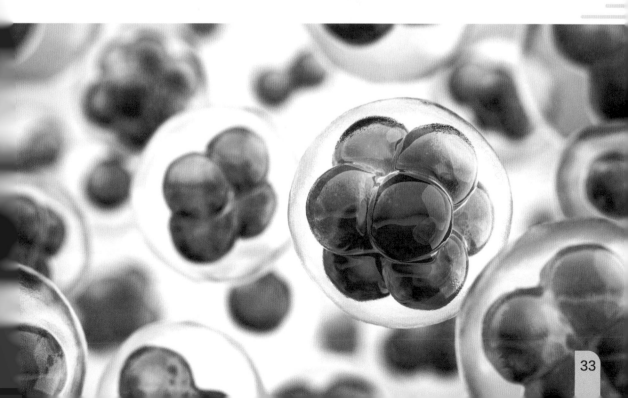

基因组

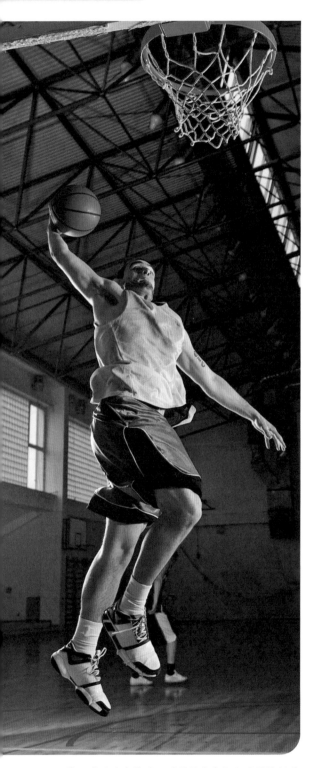

基因对图片中篮球运动员的身高起很重要的调节作用。环境因素，如饮食、锻炼和睡眠等，也会影响身高。

DNA 分子中含有基因，它控制着细胞的功能，比如，控制细胞内像酶这样的蛋白质的合成。生物体内所有遗传物质的总和被称为"基因组"。

动物或植物的基因组可能包含数千个基因。生物体内的 DNA 主要存在于其细胞核（控制中心）内。针对任何物种的个体，其每个体细胞的细胞核中都含有相同数量的 DNA 分子。人类的体细胞内含有 46 条染色体（DNA 分子）。细胞分裂前，DNA 分子会进行复制。然后，DNA 分子会缠绕、压缩，形成染色体。

完整的染色体组被称为"核型"。科学家按照核型中染色体的大小对染色体进行编号。人体内最长的一对染色体是 1 号，最短的一对是 22 号，23 号是性染色体。与其他染色体不同的是，这对性染色体包含两个大染色体（X）或包含一个大染色体（X）和一个很小的染色体（Y）。每个 DNA 分子中基因的相对位置不会因个体差异而不同。比如，合成人体胰岛素的基因，通常在靠近 11 号染色体的一端。染色体中基因所占的特定位置被称为"基因座"。

基因是如何相互作用的

基因与遗传特征之间的关系很复杂。某些身体特征受到几十个不同基因的影响。这些特征往往不遵循简单的遗传模式。比如，身高就受到很多基因和环境因素的影响。有些人很高，有些人很矮，而多数人为中等身高。与之相比，人的血型只有四种—— A、B、AB 和 O。身高是一个连续变化的例子，有很多可能性，而血型是不连续

什么是基因连锁

据说有些基因是与其他基因在一起连锁的。同一染色体上的基因被认为是连锁的，尽管它们控制不同的特征。动植物的基因组包含了很多这样的基因对。比如，果蝇体内控制眼睛颜色和身体颜色的基因就是连锁的（见右图）。连锁基因从母本向子代遗传的方式与不同染色体上基因的遗传方式不同。基因在染色体上的位置越接近，它们之间的连锁就越紧密，它们就越可能一起向下遗传。连锁基因可以帮助我们很好地标记染色体上基因的位置。

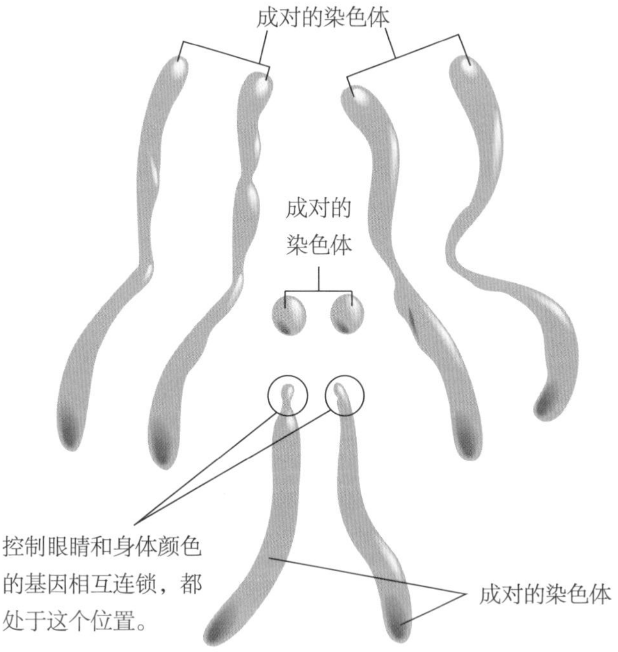

成对的染色体

成对的染色体

控制眼睛和身体颜色的基因相互连锁，都处于这个位置。

成对的染色体

果蝇有 4 对染色体。在同一染色体上的基因即使控制不同的性状也还是连锁的。

变化的。人的血型只能是四种中的一种。

很多基因有控制其他基因的功能。它们控制酶的生成，从而调节其他基因的活性。这些酶被固定到基因组的特定位置上。通过这种方式，这些基因便会使其他基因开始或停止工作。

了解基因型

基因组是由染色体中被准确定位的基因序列构成的。每个基因序列可能有多个版本。这些变体被称为"等位基因"。等位基因解释了为什么你与家人或朋友看起来不一样。例如，人的眼睛有多种颜色，这是因为眼睛的颜色是受几个等位基因控制的。有些组合最终产生蓝色，有些组合则可能产生棕色、绿色或灰色。个体中等位基因的组合被称为"基因型"。每个体细胞都携带相同的等位基因组合，也就是说体细胞的基因型完全相同。这是因为体细胞是从精子与卵细胞结合产生受精卵开始的，经过无数次细胞分裂，而每次细胞分裂时，其中的 DNA 都要进行复制。基因型的精确统一，取决于精子和卵细胞携带的等位基因。

配对染色体相同位置上的两个基因，控制着同一个身体特征。例如，每个人的体细胞内都有两个控制胰岛素生成的基因，这是因为体细胞内有一对 11 号染色体。对于大部分动物来说，肝脏、皮肤和心脏中的体细胞，都会携带两组染色体。这样的细胞被称为"二倍体"。精子和卵细胞进行细胞分裂的过程被称为"减数分裂"，两组染色体分离并分别进入不同的子细胞。精子和卵细胞分别携带一组染色体。这些细胞被称为"单倍体"。当精子与卵细胞结合完成受精后，产生的细胞（受精卵）又重新拥有了两组染色体——又变成了二倍体。由受精卵发育成的个体的所有体细胞都是二倍体。

并不是所有的生物都是二倍体。比如在蚁群中，雌性工蚁和蚁后都是二倍体，而

玎瑁猫

你能找到一只雄性玎瑁色的猫吗？应该是不可能的。这种由黑、白、棕三色组成的玎瑁色皮毛是由猫X染色体上的一个基因决定的。该基因有两个等位基因，它们分别控制着"黑"和"黄"（皮毛）。玎瑁猫同时拥有两个等位基因，这意味着它必须同时拥有两个X染色体，而两个X染色体也就意味着是雌性。雄性猫咪只有一个X染色体，所以它们无法拥有玎瑁色的皮毛。

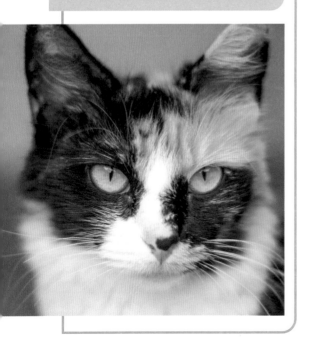

科学词汇

子宫： 孕育胎儿和产生月经的中空性肌性器官。

雄性蚂蚁是单倍体。很多种类的植物，以及某些生物的细胞中，含有超过两组染色体。这些生物被称为"多倍体"。

基因组图谱

生物学家从20世纪80年代开始解码动物的整个基因组。早期的研究项目着眼于细菌和其他微小生物的基因组。后来，研究人员开始研究果蝇（果蝇有4对染色体，人类有23对）和蛔虫等小型动物。迄今为止，这个领域的一个重大成就就是2003年完成的人类基因组计划（HGP）。

人类基因组计划在科学研究各种疾病方面取得了巨大的进展。现在，医生可以为病人提供基因检测，以预测多种疾病，如乳腺癌、囊性纤维化、肝病等。在人类基因组计划完成后，对动物基因组的研究也开始了。

蚂蚁的群居生活

蚂蚁是群居昆虫。所有的幼蚁都由同一只蚂蚁——蚁后所生。蚁后在找到巢穴之前与雄蚁交配，再到自己的巢穴中进行繁殖。工蚁是不产卵的，但它们仍然能够将自己的基因传递给下一代。它们是怎么做到的呢？

这一切取决于蚂蚁不同寻常的遗传特性。蚁后和工蚁是二倍体，有两组染色体；雄蚁是单倍体，只有一组染色体。和人类及其他二倍体生物一样，蚁后将自身基因的一半传递给下一代，但每个后代（无论成为工蚁还是新蚁后）通常都会有 3/4 的基因与其他后代一致。奇特的是，在只有蚁后繁殖后代的情况下，工蚁的基因反而可以更多地传给下一代。这使工蚁愿意照料蚁后，以使其产生更多的工蚁。

在工蚁理想的世界里，所有的幼蚁都是新蚁后。但是，蚁后及其后代需要工蚁喂食和照料。它释放化学物质决定新的雌蚁是否变成蚁后或工蚁。这就使蚁后与工蚁的数量维持在了合适的水平。

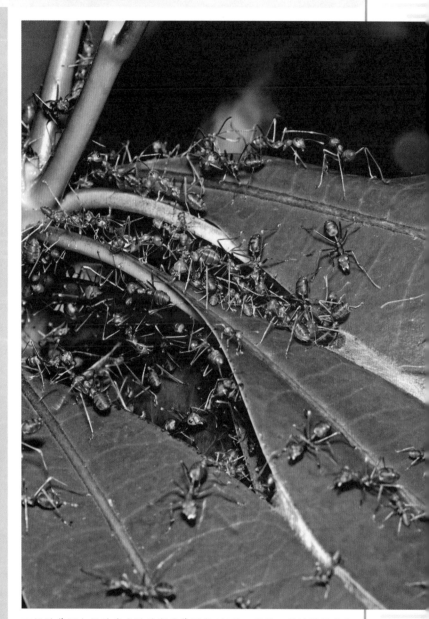

工蚁的基因与蚁后产生的后代的基因有 3/4 是一致的。通过照料这些后代，它们确保自身的基因能够传递给下一代。这种行为被称为"利他主义"。

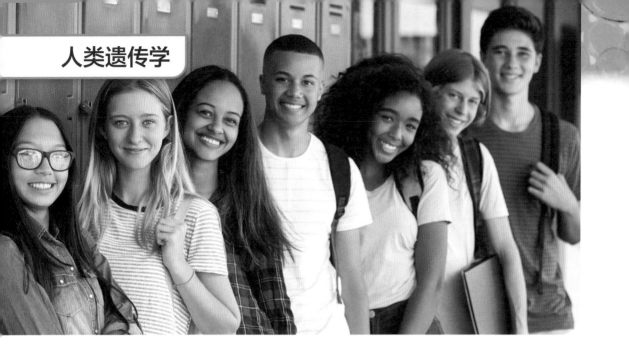

人类遗传学

人类的染色体携带着遗传密码。基因控制细胞的发育，但有些基因可能导致遗传疾病。

基因中的 DNA，控制着体内所有细胞的功能。孩子的基因遗传自父母。人体细胞内的所有基因组合在一起就是基因组。经过多年的努力，科学家在 2003 年完成了人类基因组计划。该计划描绘了整个人类基因组的图谱。人类基因组计划对治疗遗传疾病具有很大的意义。

人类基因组

每种生物都有固定数目的染色体。染色体中携带着控制生物物理特征的遗传密码——基因。染色体是由螺旋状压缩的 DNA 分子形成的。不同的物种有不同数量的染色体。比如，人类有 46 条染色体，果蝇仅有 8 条，而一种蕨类植物有 1260 条！在人类的 46 条染色体中，有 44 条依据它们的大小与结构的相似性结成 22 对。每对中的染色体互为同源染色体。剩下的一对被称为"性染色体"，其中一条由母亲提供，被称为"X 染色体"，另一条来自父亲，它可

人类外貌的不同源于基因组上的细微差异。基因的差异则来自 DNA 序列上的差别。

能是另一条 X 染色体，也可能是一条较小的、携带较少基因的 Y 染色体。女性会从父母那里各得到一条 X 染色体。男性会从父母那里得到一条 X 染色体和一条 Y 染色体。

性染色体这样的排列方式对某些遗传性疾病具有重要意义。因为有些遗传性疾病与 X 或 Y 染色体有关。

生殖细胞内部

大部分人的细胞核（控制中心）内包含完整的 46 条染色体。拥有这样全部染色体的细胞被称为"二倍体"。生殖细胞的情况则有所不同，比如，男性的精子和女性的卵细胞是通过减数分裂形成的。

减数分裂产生携带 23 条染色体的细胞。它们染色体的数目只有人体内其他细胞中染色体数目的一半。这样的细胞被称为"单倍体"。当受精完成时，细胞又重新成为二倍体。精子进入卵细胞的过程就是受精。两个单倍体相互融合，产生被称为"受精卵"的拥有全部 46 条染色体的细胞。新

生成的二倍体不断分裂形成胚胎。胚胎继续发育，最终长成胎儿。

自然克隆

尽管每个人都有相同类型的基因，但没有两个人拥有完全相同的基因。这是因为同一个基因有不同的类型，这些不同类型的基因被称为"等位基因"。很多双胞胎长相也不一样。同卵双胞胎是唯一的例外。和正常单胎（一次只有一个婴儿出生）是一样的，单个精子使卵细胞受精，但之后受精卵在发育的早期分裂成两个，这导致子宫内两个胚胎同时发育。同卵双胞胎可以被视作互为克隆体，因为他们理论上拥有相同的遗传物质。

每个人都有自己独特的等位基因组合，也被称为一个人的"基因型"。人先要得到父母遗传的等位基因，然后才能形成自己的基因型。是否表现出父母的某项特征取决于继承的等位基因类型。等位基因有两种

关系最近的亲戚

人们一直认为黑猩猩是人类的近亲。2003 年，研究证实了两者之间的关系有多么紧密。DNA 证据显示，人类与黑猩猩在遗传物质上的相似性超过了 98%。一些从事这方面研究的科学家还建议对两种黑猩猩进行重新分类，将它们从现在所在的黑猩猩属（属是进化学上的一种分类）移到人类所在的人属。但是，这种改变会引起很大争议，因为它会导致很多后续的问题，比如，黑猩猩在医学实验上应该被如何对待，以及又该如何对待野生黑猩猩。

男孩还是女孩

人的性别取决于从父母那里得到的性染色体。当男性的精子形成时，有些精子携带 X 染色体，有些精子携带 Y 染色体。到底哪种精子能和卵细胞结合形成受精卵呢？这是一个概率问题。

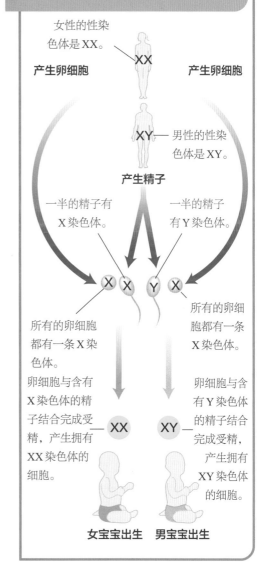

女性的性染色体是 XX。

产生卵细胞　　产生卵细胞

男性的性染色体是 XY。

产生精子

一半的精子有 X 染色体。　　一半的精子有 Y 染色体。

所有的卵细胞都有一条 X 染色体。　　所有的卵细胞都有一条 X 染色体。

卵细胞与含有 X 染色体的精子结合完成受精，产生拥有 XX 染色体的细胞。　　卵细胞与含有 Y 染色体的精子结合完成受精，产生拥有 XY 染色体的细胞。

女宝宝出生　　男宝宝出生

形式：显性和隐性。显性等位基因所表达的特征任何时候都会表现出来，隐性等位基因则不同。只有在两个隐性等位基因同时存

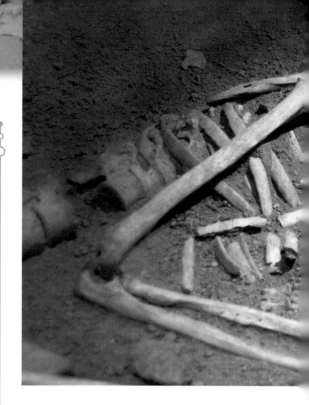

在时，换句话说，就是该基因的显性等位基因不存在的情况下，隐性等位基因所控制的特征才会出现。例如，脸颊酒窝的等位基因（D）是显性的。它掩盖了没有酒窝的隐性等位基因（d）的特征。类似地，颏裂的等位基因（C）是显性的，光滑下巴的等位基因（c）是隐性的。

儿童的身体特征取决于其从父母那里

小试牛刀

色盲

看一下这张图片。你看到了什么？你能不能在暗红色点状背景中看到一个由亮红色组成的数字8？如果你有色盲，你就无法看出这个数字。这种方法被称为"石原测试"。这是测试孩童是否有色盲的好方法。色盲是由性染色体上的隐性等位基因造成的。女性是这种等位基因的携带者。女性出现色盲的前提是遗传得到两个这样的隐性等位基因，这种概率是比较低的。而对于男性，患这种色盲的概率就大得多了，因为不会有第二个携带显性等位基因的X染色体，一个隐性等位基因就足以使男性患上色盲。

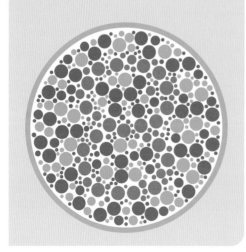

遗传的等位基因组合。有时同一基因的等位基因是相同的，它们被称为"纯合等位基因"。有时同一基因的等位基因不同，它们被称为"杂合等位基因"。

想象一下一个有酒窝且下巴光滑，同时两组等位基因都是纯合等位基因（DDcc）的男性，和一个没有酒窝并有颏裂，两组等位基因也都是纯合等位基因（ddCC）的女性组成家庭。他们所有的小孩都会有酒窝和颏裂。因为控制这些特征的等位基因都是显性的。然而，所有小孩的这些基因都是杂合的，也就是他们的基因型都是DdCc。出现上述情况的原因是，他们从父母那里遗传到了控制没有酒窝和光滑下巴的隐性基因（d和c），但同时又由于都拥有控制酒窝和颏裂的显性基因（D和C），最终身体特征表现为有酒窝和颏裂。

性染色体的特征

性染色体上携带的基因被称为"性连锁基因"（伴性基因）。你可能会认为男性中更常见的特征是由Y染色体上的基因造成

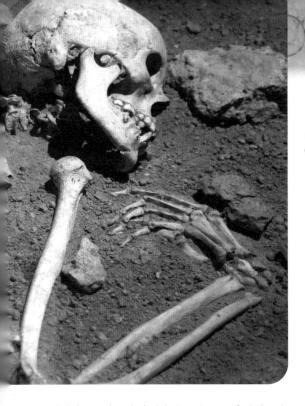

科学家用从古人类遗骸中发现的DNA来追踪人类进化学上的起源。

的。但事实并非如此。Y染色体上只有很少的基因。相反，性连锁基因通常都在X染色体上。血友病（一种血液疾病）和色盲都是与性别相关的疾病。这些疾病都是由隐性等位基因造成的。女性是这类基因的携带者，尽管她们很少发病，但她们会将隐性等位基因传递下去。女性很少发病是因为她们有第二条X染色体，而第二条X染色体上通常会携带显性的、健康的等位基因，它可以覆盖隐性等位基因的特征。男性比女性更易患性连锁遗传病。这是因为Y染色体无法提供显性、不致病等位基因，以覆盖X染色体上的隐性、致病等位基因。

疾病的遗传

19世纪90年代后期，英国医生阿齐博尔德·伽罗德（Archibald Garrod，1857—1936年）提出，基因缺陷会导致遗传性疾病。虽然疾病也可以由不良的饮食或传染病引起，但同时也有超过6000种疾病是遗传造成的。

有些遗传性疾病，如囊性纤维化，是由父母双方遗传的两个隐性致病等位基因造成的。囊性纤维化会引起严重的呼吸困难等多种症状。该疾病的致病等位基因在7号染色体上。还有一种被称为"泰-萨克斯病"的疾病，是由于身体无法生成一种关键的脑蛋白而引起的，患者通常会在4岁左右死去。这种疾病多发于欧洲有犹太血统的孩子中，它是由15号染色体上的一个基因突变造成的。

染色体异常

有些遗传性疾病不是由遗传引起的，而是由染色体数目异常导致的。唐氏综合征是由于多了一条21号染色体造成的。此病患者的细胞内有47条染色体，而不是正常的46条。先天性睾丸发育不全患者比正常人多一条性染色体，他们有3条性染色体，其性染色体不是正常的XX或XY，而可能是XXY，也可能是XYY。另一种遗传病——先天性卵巢发育不全患者只有一条性染色体（XO）。

科学词汇

胎儿： 受孕约8周后孕育在妇女子宫内尚未出生的儿体。

突变： 生物体中基因或染色体发生稳定的、可遗传的结构变异的过程。

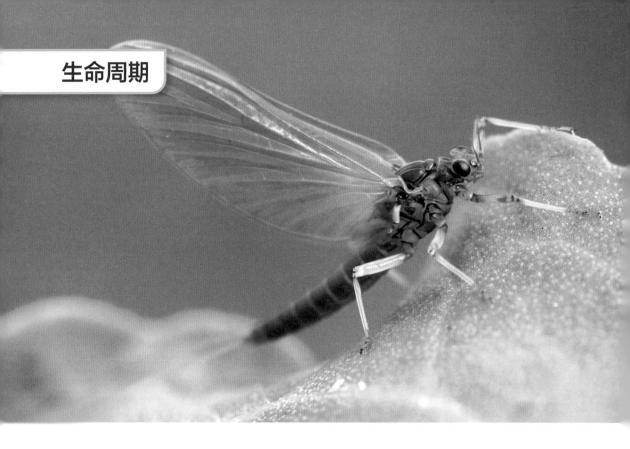

生命周期

一个生物体的生命周期是它从开始到产生下一代相同类型生物体所经历的一系列变化。

为了物种的延续，仅仅生育、产卵或释放种子是不够的。至少得有部分后代能活到成年，并繁殖后代，才能确保维持物种延续。

有些生物，如人和其他所有哺乳动物，在一代内就完成了其生命周期。年轻一代生长并产生与自身相同的幼体。有些生物的生命周期则有不同的阶段，包括孢子体阶段和配子体阶段。

例如，植物在配子体阶段产生生殖细胞，生殖细胞相互结合，形成该植物的孢子体，这种生殖方式被称为"世代交替"。科学家试图对各种生物的生命周期进行分类，但发现这是一项艰巨的任务。动物、植物和其他生物，在存活时间和生活史上存在着令人惊奇的差异。

成年的蜉蝣寿命只有几天，在交配后便会死去，但它们的幼虫可以在水下生存很久。

多种多样

单个细菌的生命周期可能只有20分钟。大概是细胞一次分裂与下一次分裂之间的时间。相比之下，某些树种，如红杉，可以存活上千年。一些生物，如章鱼、蜉蝣和竹子，一生只繁殖一次，繁殖后便会死去。有些动植物完全依赖有性生殖繁衍后代，有些物种则只靠无性生殖，还有一些既可以进行无性生殖，也可以进行有性生殖。此外，许多生命形式在幼年期和成年期是完全不同的。

作为了解生命周期复杂性的第一步，科学家有时会对比两个不同物种的生存策略。他们的研究显示，在植物中，很多常见的草类把大部分精力放在产生种子上，而不是为自身生成坚硬耐久的躯干。这些草生长繁殖迅速，很快就会在有利的条件下（如在刚被清理过的裸地上）扩散开。

相比之下，大多数树木需要多年才能达到性成熟。它们通常长出巨大结实的躯干，覆盖自身栖息地周围的大片区域，能一直存活并生长。小草和大树在各自的生命周期中采取不同的生存策略，在适合的条件下两者都能成功延续。然而，不是所有生物都适合这两种策略，很多生物的生存策略介于两者之间。

好的开始

对于动植物个体而言，能成功存活的关键是在生命的早期得到父母的帮助。对单个后代而言，其得到的帮助越多越好。然而，对于某些物种的父母来说，则更倾向于产生尽可能多的后代，这意味着单个后代得到的帮助比其作为唯一后代得到的帮助少得多。

卵、胚胎和种子

有很多种方法可以给下一代一个好的开始。淡水动物经常将它们的卵粘在石头或植物上，以防止它们被水冲走。很多昆虫将卵产在植物上，甚至产在其他动物体内，这些被卵附着的动植物往往会成为幼虫的食物。海龟会将它们的蛋埋起来；鳄鱼会守护它们的蛋直至孵化；蜘蛛会把它们的卵包裹于茧内。植物的种子可能很小，几乎没有任何食物储存（如很多兰花的种子），也可能储存大量的食物（如椰子）。

卵的进化

对于脊椎动物的进化来说，带壳卵的出现是一个巨大的飞跃，因为这使它们的整个生命周期可以在陆地上完成。

与之相反，如蛙类这样的两栖动物通

蛋或卵细胞

讨论"egg"这个词时，会面临一个复杂的问题：它既可以指代有壳卵（蛋），也可以指代卵细胞，尽管两者都可以发育出幼体，但二者是不一样的。在鸟和爬行动物的卵（蛋）中，卵细胞发育成胚胎（发育中的动物），其中，外层的部分（蛋白和蛋壳）是在产出之前生成的。蛋白和蛋壳可以起到保护发育中的胚胎的作用。

蛋黄被认为是一个装满食物的巨大细胞。在受精后，卵细胞会分裂并发育成雏鸟或爬行动物。农场养殖的母鸡下的蛋都是未受精的，这也是在吃鸡蛋时，没有见到小鸡的原因。

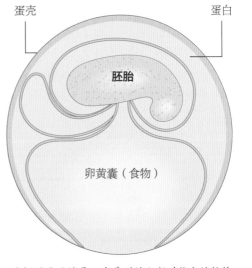

这幅图展示的是一个典型的爬行动物卵的结构。

寄生和宿主

有些动物并不照顾它们孵化出来的后代，但仍能给后代一个好的生命开端。它们找到办法来欺骗或利用其他动物（被称为"宿主"）哺育和庇护它们的后代（1）。如果在此过程中，宿主会受到伤害，那么这种关系就被称为"寄生"。一些寄生生物会杀死宿主，它们被称为"拟寄生物"（2）。

1 **茄网蝽**在排出卵后，守护在虫卵旁边，直至卵孵化。有些雌性把它们的卵和别的雌虫的卵产在一起，这样就可以让别的雌虫来帮忙照顾卵。

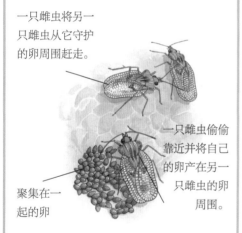

一只雌虫将另一只雌虫从它守护的卵周围赶走。

一只雌虫偷偷靠近并将自己的卵产在另一只雌虫的卵周围。

聚集在一起的卵

2 **雌性寄生蜂**有一根长长的产卵管。这根管被称为"产卵器"。图中的这只蜂正在利用它的产卵器刺穿树皮，将自己的卵注射进甲虫幼虫的体内。蜂的幼虫孵化出来后，会以甲虫幼虫为食，从内而外地把甲虫幼虫吃掉。

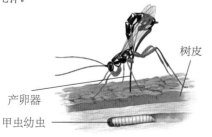

树皮

产卵器

甲虫幼虫

常必须回到水中交配繁殖，这就限制了两栖动物生存的环境。

有壳卵首先是在爬行动物中进化出来的。所有恐龙可能都是通过产卵的方式繁殖的。鸟类从它们的祖先恐龙那里继承了产卵的能力。在哺乳动物中，只有鸭嘴兽等少数几个物种会产卵。

父母的照顾

蜥蜴或蛇从卵中孵化出来，看上去就像一个缩小版的成年体，它们通常不需要父母的照顾，并且可以立刻开始捕食。一些鸟类或哺乳动物（如鹿、鸭子和鸵鸟）的后代，在刚出生时，就已经处在发育较完全的阶段。食草动物幼崽（如羚羊的后代）通常在出生后不久就可以奔跑，否则，它们很

家蝇的生命阶段

一只雌蝇可能在剩肉上产卵（1），从卵中孵化出幼虫——蛆（2），幼虫不断进食直到它们进入成年阶段。在此期间，它们要经历蛹的阶段（3）。蛹的形态发生变化，成为成虫。

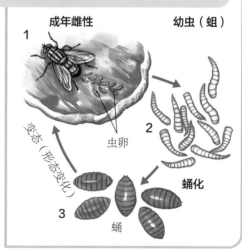

成年雌性

幼虫（蛆）

1

变态（形态变化）

虫卵

2

蛹化

3

蛹

最终的牺牲

很多动植物在产下后代以后就会（或者接近于）死去。成年鲑鱼逆流而上去产卵，然后因为精疲力竭而死去。右图中所示的章鱼，保护并照顾它们的卵直至孵化。但在这个过程中它们没有进食，因此被饿死了。雌蜘蛛在保护它们的卵到孵化之后，会让它们的后代把自己吃掉——自我牺牲的终极形式。

有些雄性琵琶鱼会附着在雌性身上，然后变成雌性身体的一部分。雄性身体中与生殖无关的部分会逐渐退化，其在余生中都会附着在雌鱼身体上。你可能会好奇生物为什么要费尽心思繁殖。这是因为，尽管亲代生物退化或死去，但繁殖确保基因传给了下一代（基因是DNA中携带的遗传信息单位）。

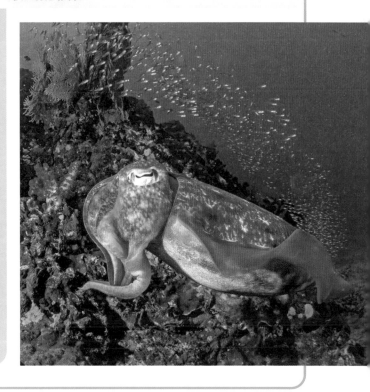

快就会成为捕食者的食物。与它们相比，其他哺乳动物和鸟类的后代需要父母大量的照顾，才能长大、生存再到繁殖后代。种类繁多的物种，如猫、老鼠、人类、土拨鼠及小型鸣禽等，不得不在后代生命的早期，全天候地照料其弱小的后代。

父母照顾的一大优势是能够帮助后代长到足够大——能自己保持体温。鸟类和哺乳类都是恒温动物，它们的体温是由体内控制的。鸟类父母通常会一起照顾后代。哺乳动物则因物种而异，对于大部分物种来说，雌性会负责照顾后代，那是因为雌性最初是用乳腺中分泌的乳汁哺育后代的，这也使得这些后代幼崽必须待在雌性的身边。

无脊椎动物中的照顾者

很多无脊椎动物会产生大量的卵来应对恶劣的环境，总有一些卵可以存活并发育为成体。在产卵之后，大部分无脊椎动物会让它们的后代自生自灭，但也有少数几种无脊椎动物会照顾后代。小龙虾把它们的后代带在自己周围进行保护，有些凤梨蟹为它们的孩子提供住所和食物，一些以腐肉为食的甲虫会用自己的嘴给它们的幼虫喂食。无脊椎动物中对后代照顾最好的是一些群居昆虫，如蚂蚁、白蚁，以及一些蜜蜂和黄蜂。这些昆虫的幼虫不是由它们的母亲（蚁后或蜂后）喂养和照顾的，而是由比它们年长的、不繁殖的姐姐喂养和照顾的。

很多动物在年幼时被叫作"幼虫"。幼

不寻常的生命周期

我们习惯于由两个成体交配产生多个幼体的情况。但与之相对的情况——一个幼体产生很多成体的情况是否也存在呢？这种情况就发生在诸如会感染人类的肝吸虫这样的寄生虫的生命周期中。这些生物通过有性生殖来产卵。卵会孵化出幼虫，并经历数个幼虫阶段。幼虫在不同的幼虫阶段经常会感染不同的宿主，如蜗牛。在一部分幼虫阶段中，这些寄生虫会在体内产生无性生殖的结构，因此单个幼虫可以产生很多下一阶段的幼虫。通过这样的方式，成千上万的成体都可以来源于一个卵。类似的情况还存在于水母身上。

成年水母（水母体，**1**）会进行有性生殖。它们的卵（**2**）孵化出浮浪幼体（可以游泳的幼虫，**3**），而浮浪幼体会固定生活在海底并长成小型海葵状，这个时候的幼体被称为"水螅状幼体"（**4**）。随着生长，水螅状幼体会分裂成多个片段（**5**）。每个片段都会长成一个新的水母，又被称为"蝶状幼体"（**6**）。这个过程是借无性生殖实现的。

蝶状幼体会互相分离并发育成水母体。这整个过程被称为"世代交替"。然而，这与植物中的世代交替是不同的，因为水母在生命各个阶段的遗传物质并没有差异。

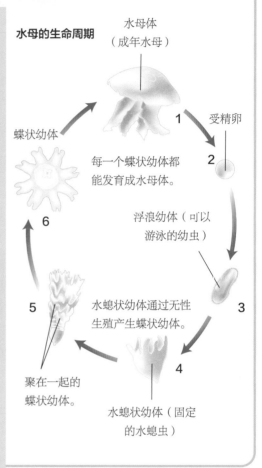

水母的生命周期

水母体（成年水母）

1 受精卵

2

每一个蝶状幼体都能发育成水母体。

蝶状幼体

浮浪幼体（可以游泳的幼虫）

6

3

5

水螅状幼体通过无性生殖产生蝶状幼体。

聚在一起的蝶状幼体。

4

水螅状幼体（固定的水螅虫）

虫的长相与成虫不同。比如，昆虫的幼虫通常与成虫或生命其他阶段的样子有明显的差异。除长相外，成虫和幼虫的生存环境和食物种类也不相同。

当科学家第一次在显微镜下观察这些物种时，他们并不知道看到的那些微小且形状古怪的动物其实是螃蟹、海胆或蛤蜊的幼虫。科学家认为它们是新的生物，甚至还给这些幼虫起了专门的名字，如 Zoea（海蟹幼虫）。他们取的这些名字里有些因为方便还被用来标记幼虫类型，但这些名字都不是正式的学名。

在海底生活的动物（如蛤蜊、海星和螃蟹）常常产生数以百万计的微小幼虫，这些幼虫以浮游生物为食。浮游生物包括在大片水域（如海洋）中漂浮的所有生命形式。浮游生物中包含了大量的微小藻类和其他一些颗粒，这些细小颗粒甚至可以成为最小的浮游生物幼虫的食物。

在淡水中生存的无脊椎动物倾向于使用替代策略：产出更少但更大的卵。每个卵中都有更多的卵黄。这样的策略对于在活水中生存的生物来说是有利的，因为较小的卵和幼虫很容易被水冲走。例如，淡水蜗牛的卵会直接孵化出微小版的成虫，跳过幼虫阶段。生物在生命不同阶段的差异，确保了成体和幼体之间在居住地和食物方面不存在竞争的关系。

从一个阶段到另一个阶段

昆虫有两种主要的生长方式。一种方式，如蝴蝶、甲虫、蚂蚁及苍蝇等昆虫会经过一个幼虫阶段，最终变成不用进食的蛹，自蛹内生长出成虫。另一种方式是形态上经历巨大变化，如从蛆变成苍蝇，这被称为"变态"。这个过程包含了原始幼虫组织被分解。

青蛙和蟾蜍从幼年的蝌蚪长到成体的过程是由甲状腺激素促进的。与之相比，昆虫从幼虫向成虫发育是被保幼激素所抑制的。当这种激素停止分泌时，昆虫才能发育进入成年期。在变态的过程中，动物往往是十分脆弱的。所以在这个阶段，动物通常会躲起来，或者让变态的过程变得非常迅速。

哺乳动物和鸟类在生命各个阶段的形态变化往往不明显。不过，年轻的个体与成年个体长得还是不一样的，这样就能防止成年个体将它们视为竞争对手或是交配对象。在繁殖方面，不同物种可以进行第一次繁殖的时间，有着很大的差异。老鼠只需几周，而信天翁则需长达15年。灵长类动物（如猴子和猿类，也包括人类）因为有较为发达的大脑和较为复杂的社会体系，与其他同大小的哺乳动物相比，通常需要更多的时间才能达到成年期。

幼稚形态

有些动物永远不会完全长大，它们从幼体到成体始终保留着部分乃至全部幼体特征。这被称为"幼稚形态"，意为"像孩子一样"。典型的代表是蝾螈科，如美洲蝾螈和美西螈。很多两栖动物的幼体是水生的，长成成体后，转到陆地上生活。美西螈永远不会改变自身形态，一直保留着羽毛状的鳃，使自己无论在幼体阶段还是在成体阶段都能在水下生活。

与季节相关的周期

生命和繁殖周期通常与季节有关，尤其是在温带（相对更冷）气候下。那里的动物和植物不得不面临寒冬的考验。很多生活在温带的昆虫，需要一年的时间完成繁殖，而如果它们生活在热带，可能只需几周便可完成繁殖。这是因为这些昆虫需要以一种休眠的状态熬过冬天。这种状态被称为"滞育"。

成年美西螈保留着幼体的身体特征，如羽毛状的鳃。它在整个成年期也一直在水下生活。

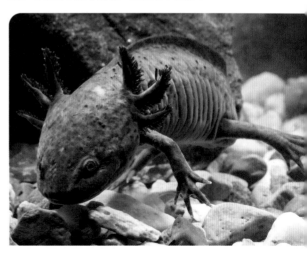

某些种类的蝴蝶以卵的形式过冬，有些以毛毛虫、蛹或成虫的形态度过冬天。换句话说，没有一个"最佳"的生命阶段适合越冬。即使如此，以成虫或幼虫形态过冬的情况还是相对少见的。大部分温带昆虫以卵或蛹的形式度过冬天。这两种生命阶段都不需要食物，而冬天正是食物稀缺的时候。在北美洲，帝王蝶在每年秋天都会向南迁徙以躲避北方的严冬。有些动物在寒冷的气候里一年也可以繁殖几代，但只在冬天来临时才进行有性生殖，在其他的时间则会进行无性生殖。通过这样的方式，它们可以快速地增加种群的数量。其实，那些存活多年的物种，往往也会根据季节安排它们的繁殖时间。它们通常在春天产下后代，因为这个

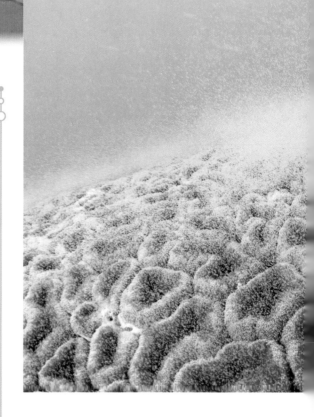

时候食物非常充足。当然也有例外，比如一种叫埃莉诺拉的猎鹰，它们会在秋天产卵孵化，并用这个时候迁徙的鸣禽来喂养它们的后代。

在海洋中，冬天和夏天的变化通常不像陆地上那样明显。但是，季节对于海洋生物来说同样重要。大部分海洋生物的卵细胞是在体外受精的。对于一些物种来说，如果所有个体都能在同一时间将生殖细胞释放出来，那么体外受精的成功率就能得到提高。在澳大利亚的大堡礁，11月满月的几天后，大部分珊瑚会同时释放它们的生殖细胞。与同一物种的其他成员一起同时大量排卵，对无法移动但需要有性生殖的动物来说，是一种高效的生殖行为。

物种的扩散

在物种向新栖息地扩散时，生命阶段通常十分重要。在海洋生物中，主要的扩散通常是通过漂浮的卵和幼体实现的。尤其在

帝王蝶

成年的帝王蝶排卵孵化出毛毛虫。在化蛹的阶段，毛毛虫在被称为"蛹"的坚硬外壳里变态（彻底改变形态）为成虫。

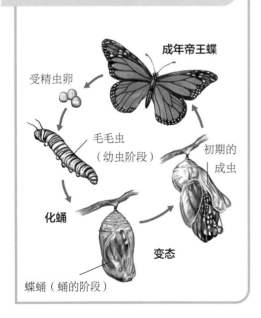

受精虫卵

成年帝王蝶

毛毛虫
（幼虫阶段）

初期的成虫

化蛹

变态

蝶蛹（蛹的阶段）

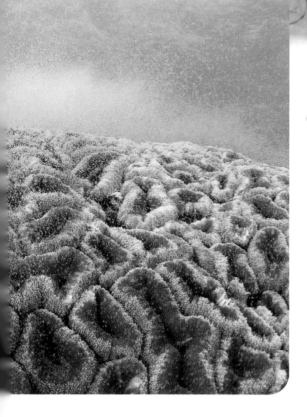

各种珊瑚在繁殖方面各怀绝技。有些珊瑚在特定的时间一次释放数百万个精子和卵细胞，堪称精准定时的大型排卵事件。这种策略使固定在某一片海域的珊瑚可以混合彼此的基因，并将种群扩展到很远的地方。

生物钟

很多生物体内有一个固定的节律，被称为"生物钟"。生物钟通常和昼夜及季节交替保持一致。生物体内的节律不是一成不变的。生物钟可以通过外界的信息进行调整或重置。每天的日照时间可以帮助我们弄明白大概的日期，昼夜长短可以影响各种各样的生物行为，包括生殖周期或者人们的情绪状态。生物钟的调控依赖多种基因，这些基因可以以特定节律的方式实现互相调控，科学家还在研究其中的机理。陆地生物的生物钟通常受到昼夜长短和季节的影响，而海洋生物的生物钟不仅受到上面提到的因素的影响，也会被月亮和潮汐周期影响。

科学词汇

生命阶段： 生物生命周期中的不同阶段。幼虫（幼体）如毛毛虫、蝌蚪、鱼苗、蛆都属于幼年期的某个生命阶段。哺乳动物、鸟类和爬行动物在生命的两个主要阶段（幼年期和成年期）没有太大的形态差异。

变态： 从卵发育到成虫的过程中所经过的一系列内部构造和外部形态的阶段性变化。

成体移动缓慢时，情况更是如此。小蜘蛛可以通过随风飘荡的长丝扩散到其他区域。在昆虫中，成虫会长出翅膀，所以主要的扩散工作是在成虫阶段完成的。

然而，扩展自己的栖息地也不总是有利的。有些物种通过适应约束扩散。在偏远海岛上生存的昆虫进化成了不能飞翔的形态，这样有助于防止它们被风吹进海里。有些沙漠植物产生大而平的种子，这样的种子不易被风吹走，可以留在方圆几公里内唯一有水的地方。

人类的生殖

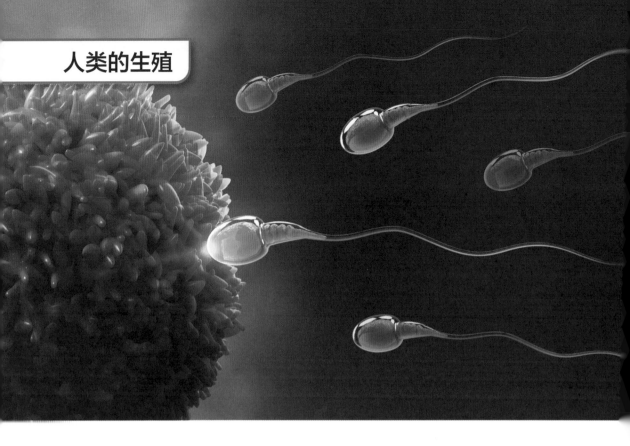

人类是有性生殖的动物。性行为的目的是让精子（雄性生殖细胞）和卵细胞（雌性生殖细胞）结合在一起。当精子和卵细胞结合后，产生的受精卵，又叫"合子"，就会发育成新个体。

除极少数情况外，绝大多数人出生时不是男性，就是女性。每个孩子都有基本的性特征，男性有阴茎，女性有阴道。其他的性特征会在后期的发育中出现。当孩子进入青春期早期时，身体会逐渐发育出第二性征。男孩的面部长出胡须，胸部也可能长出浓密的毛发。女孩的胸部开始发育，臀部变宽。男孩和女孩的阴部都会长出阴毛。这些第二性征是在身体为繁殖做好准备并在青春期达成性成熟时发展起来的。

女性的生殖器官是完全在体内的。男性除了体内的生殖器官，还有三个体外的生殖器官，分别是阴茎和两个睾丸。

男性阴茎的作用是穿过女性阴道，把

当数百万个小精子中的一个与较大的卵细胞结合后，受精就完成了。受精卵或合子将进行细胞分裂并发育成胚胎。

精子送到女性子宫附近。在那里，精子使卵细胞受精。两个睾丸负责生产精子。

月经

每个女孩出生时便携带着所有卵细胞，大概有100万到200万个。当女孩进入青春期时，卵巢开始分泌雌激素和其他激素，如孕酮。其身体开始进入性成熟期。

从这个时候开始，月经就会定期出现。大概每隔28天，一侧的卵巢就会释放出一个成熟的卵细胞，这个过程被称为"排卵"。卵细胞进入输卵管，同时，子宫内膜充血增厚，为妊娠做好准备。如果卵细胞没有受精，增厚的子宫内膜会在大概10天后分解脱落。一部分子宫内膜细胞伴随着血液及未受精的卵细胞一起被身体排出。这个过程发生的时期被称为"经期"。经期平均持续3～5天。经期的长短受卵巢产生的雌激素和孕酮控制。

受孕

受孕只发生在女性排卵期，而且成熟的卵细胞在受精时应该在输卵管中。在性交中，男性每次射精会释放出大约1亿到2亿个精子。每一个蝌蚪状的精子都会沿着阴道向宫颈的方向（子宫的"颈部"）游动，直到与输卵管中等待的卵细胞结合。绝大多数精子无法达成它们唯一的目标（与卵细胞结合）。因为每次只有一个精子能与卵细胞结合。

妊娠到出生

受精的过程是在输卵管内完成的，然后，受精卵向子宫内移动，最终嵌入子宫内壁中。

在受精卵穿过输卵管向子宫移动时，细胞分裂就开始了。细胞分裂会产生更多的细胞，增加到末期会长成一个较为紧密的细胞团，被称为"桑葚胚"。桑葚胚继续向子宫方向移动，当到达子宫时，它已经有很多细胞了，这时的胚胎被称为"囊胚"。囊胚到达子宫内，然后，嵌入子宫内壁。从卵细胞受精到囊胚进入子宫并嵌入子宫内壁，通常需要一周的时间。

女性生殖系统

女性的卵细胞是在卵巢中产生的。在女性腹部的两侧各有一个卵巢。女婴出生时，就携带了她所有的卵细胞。这些卵细胞要等到特定的阶段才会发育成熟。

卵巢还能够产生雌激素。激素是腺体释放的信使化学物质，它长期控制着身体的功能。雌激素使女性出现第二性征，如发育乳房。输卵管连接卵巢和子宫。子宫是一个有弹性的肌肉囊。女性怀孕时，胎儿可以在子宫内生长。子宫的底部是宫颈。宫颈在婴儿出生时会逐渐张开。阴道连接着子宫与身体的外部。

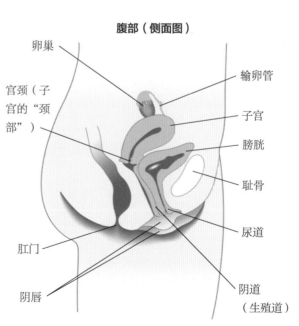

腹部（侧面图）

卵巢
输卵管
宫颈（子宫的"颈部"）
子宫
膀胱
耻骨
肛门
尿道
阴唇
阴道（生殖道）

女性生殖系统和排泄系统（膀胱和尿道）的器官。

男性生殖系统

男性的精子是在睾丸中产生的。睾丸位于阴囊中。精子在男性成年后才会不断地产生。睾丸处在身体的外部，是因为精子发育的适宜温度（35℃～36℃）比正常的人体温度（37℃）要低。

睾丸还会产生睾酮。这种化学物质可以向身体传递信息，使男性出现第二性征，如面部长出胡须。不成熟的精子从睾丸进入睾丸中一个被称为"附睾"的管状结构中。精子在附睾中停留20天左右直至成熟。在精子释放前，它们会和一种被称为"精浆"的液体混合。精浆是像牛奶的液体，营养丰富，由前列腺生成。精浆通过输精管被释放。精子和精浆的混合物被称为"精液"。精液通过阴茎排出体外。阴茎是一个柔软的海绵状组织，在受到性刺激或勃起时会变硬。在性行为中，精液通过阴茎中的尿道离开身体。男性的尿道有两种功能：一是作为排出尿液的管道，二是作为排出精液的管道。

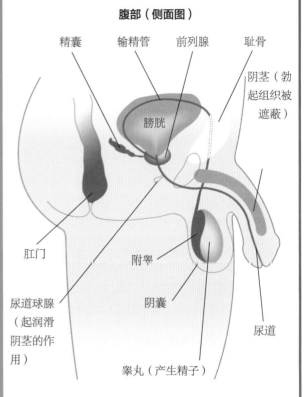

腹部（侧面图）

男性的生殖系统。图中也包含了排泄系统中的某些器官（膀胱和尿道）。附睾、输精管和尿道组成精子管。精囊和前列腺产生精浆。

当囊胚牢固地嵌入子宫后，子宫内壁就发育出一层厚厚的、充满血液的结构，形成一个圆盘状的胎盘，为胚胎的生长提供养分。胎盘由母亲的组织和发育中胎儿的组织组成。胎盘中有很多连接母亲与胎儿的血管，胎儿可以从母体循环的血液中获取氧气和营养物质。胎盘的血管，也可以将胎儿体内产生的废料，如二氧化碳，从胎儿的细胞转移到母亲的身体中，再通过母亲的身体排出体外。胎盘在胎儿出生后不久会被排出母亲体外。妊娠通常需要275～280天，也就是大概9个月的时间。

分娩伴随着一系列强烈且令人感到疼痛的子宫收缩（宫缩）。子宫收缩有助于宫颈张开，为胎儿通过生殖道（阴道）娩出体外创造了通道。分娩的第一信号是短暂的宫缩。尽管每个人每次的分娩都不相同，但分娩还是可以分为几个基本的阶段的：

1 在第一个也是持续时间最长的阶段中，宫缩变得越来越频繁，持续的时间越来越长，强度也越来越大。宫颈张开10厘米左右。宫缩每几分钟发生一次，每次持续大概90秒。

2　当宫颈完全张开时，就进入了分娩的第二阶段。胎儿的分娩从这一阶段开始。第二阶段也被称为"胎儿娩出期"（推出阶段）。在这个阶段，胎儿被推出母亲的体外。第二阶段持续3分钟到2小时。

3　在第三阶段，母亲将胎盘和脐带（连接胎儿腹部和母亲胎盘的组织）排出体外。这个过程通常只持续几分钟，但也有可能持续更长的时间。

不孕不育

　　导致不孕不育的原因有很多，女性不孕不育最常见的原因是输卵管被堵塞。造成输卵管堵塞的因素包括感染、手术或性传播疾病，也可能是子宫内膜异位症，这种病症会导致子宫内壁受损，因而无法支撑胚胎的发育。男性如果产生的精子数量不足，也会导致不孕，如果一个男性精液中精子的浓度低于每毫升1500万个，那么他的精子数量就是不足的。精子数量过少可能是物理堵塞造成的，也可能是其他原因造成的。某些合成化学物质也可能影响精子的数量。

感染

　　性行为有很大可能造成细菌和病毒在人体间传播。大多数性传播感染（STI）有类似的初始症状：疼痛、灼烧感、分泌物异常、水疱或溃疡。然而，人们在感染了某些病毒，如人类免疫缺陷病毒或生殖器疱疹的病毒时，也可能不出现任何症状。有

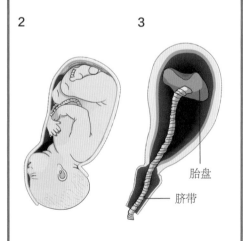

分娩的阶段

1

子宫

官颈
阴道

完全张开
的官颈

1　胎儿已经足月（发育成熟），并且处于头朝下的位置。此时，胎儿已经为出生做好了准备。宫颈会扩张到10厘米左右。

2　　　　　3

胎盘
脐带

2　母亲和她的子宫将胎儿沿着官颈和阴道推出体外。
3　胎盘和脐带伴随着分娩排出体外。

不孕不育的治疗

现在用于治疗不孕不育的方法越来越多，包括了以下几种。

- **体外受精（IVF）**。女性接受药物治疗产生成熟的卵细胞（1），通过超声波确认卵细胞是否成熟（2），成熟的卵细胞被取出（3）并与精子结合（4），由此产生的胚胎被培养在孵化器械中，待发育到特定的阶段后，再移植到女性的子宫内（5），之后胚胎会正常发育。体外受精可能增加怀多胞胎的概率。
- **抽取精子**。如果男性的精液中精子数量过少，那么可以通过手术从睾丸中直接抽取精子，然后将精子注射到女性体内。被抽取的精子也可以通过冷冻的方式保存起来以备日后使用。

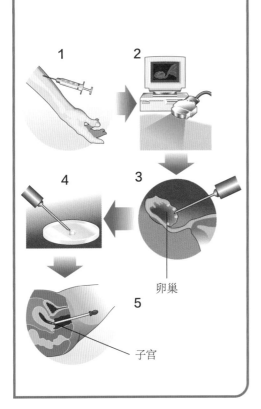

卵巢

子宫

HIV/艾滋病

人类免疫缺陷病毒（HIV）感染就是一种典型的STI。HIV可以通过感染人体细胞破坏人体的免疫系统。感染初期，患者可能出现流感样症状，这些症状在几周后消失。在接下来的几年里，该病毒进入所谓的慢性期。在这个阶段，感染者没有任何症状，但病毒可以通过没有保护措施的性行为（不戴避孕套的性行为）传给他人。在慢性期，病毒会持续攻击人体的免疫系统。药物治疗可以减缓甚至终止艾滋病的进程，但目前还没有相应的疫苗。

当免疫系统被破坏时，患者会出现艾滋病（获得性免疫缺陷综合征）的各种症状。这时，免疫系统已经停止工作，患者通常不会直接死于艾滋病，而会死于各种感染。HIV通过血液、精液和阴道分泌物等体液传播。如果不使用避孕套，它可以通过性行为传播。

些STI，如梅毒和衣原体感染，也可能导致不育。梅毒最终会导致心脏疾病、中枢神经系统损伤及死亡。衣原体感染是一种常见的STI，并且几乎不会引起症状，但它可能导致女性的不孕。很多由细菌导致的STI现在可以用抗生素治疗，但也有很多常见STI的细菌，如引发淋病的细菌，正在对抗生素产生耐药性。

疱疹

生殖器疱疹是一种常见的STI，目前尚无治愈的方法。引起生殖器疱疹的病毒与引起唇疱疹的病毒类似，但不完全相同。生殖器疱疹病毒只通过性接触传播，它

避孕

男性用避孕套：一种橡胶做的护套，可以戴在阴茎上以阻止精子进入阴道。

男性用避孕药：通过口服或注射的方式来抑制精子产生的化学药物。

男性绝育：输精管切断或结扎以阻止精子的释放。

女性用避孕套：放入阴道内的避孕套，用于阻止精子进入子宫。

女性用避孕药：有些避孕药干扰排卵；有些影响子宫内膜壁，使受精卵发育出的胚胎无法着床（埋入子宫内壁），还有一些药物使宫颈黏液变得过于黏稠，以阻止精子的进入。

女性绝育：输卵管切断或者结扎以阻止卵细胞进入子宫。

子宫帽：戴在宫颈的位置，以阻止精子进入子宫。

宫内节育器：这种装置可以阻止受精卵发育出的胚胎着床。

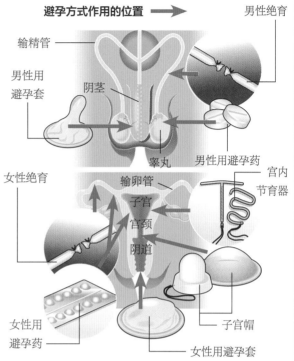

避孕方式作用的位置 ➡

没有任何一种避孕方式是 100% 安全的。吸烟的女性在服用避孕药物时可能出现严重的副作用。只有使用避孕套才可以同时阻止怀孕及性行为导致的感染。

的症状是可以治疗的，但病毒仍留在体内。抗病毒的药物可以缓解症状，但无法彻底清除感染。在成人中，该病毒会导致生殖器上出现令人疼痛的溃疡。如果新生儿在出生时被母亲感染，该病毒会导致其智力低下或者失明，甚至会导致新生儿的死亡。

导致 STI 的病毒或细菌是通过性交中的体液进行传播的。如果男女在发生性行为时使用避孕套，则可以起到隔绝病原体的作用，从而大大地降低 STI 传播的概率。

科学词汇

月经：由子宫内膜周期性的增厚、螺旋化、脱落及出血引发的一种正常的生理现象。

排卵：处于第二次成熟分裂中期的次级卵细胞从卵巢表面排出腹膜腔的过程。

胎盘：胎儿与母体进行物质交换的器官。

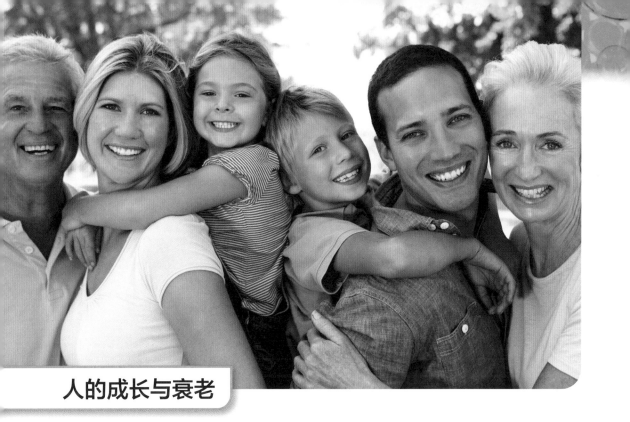

人的成长与衰老

每个人的生命都是从单个细胞——受精卵开始的，而后，受精卵会发育成为健全的人。随着年龄的增长，人的思想和身体都会发生变化。

女性的卵细胞和男性的精子结合后，作为单个细胞的受精卵会开始细胞分裂。普通的细胞分裂，又被称为"有丝分裂"，一直持续到胚胎大概有 16 个细胞。这时，胚胎已经进入子宫，并继续发育。到受精后第 5 天或第 6 天，很多相同的细胞会组成一个一个球形的细胞团——桑葚胚。

分化

受精一周后，分裂出来的细胞开始分化，变成不同的类型，从而形成身体的各种组织，如肌肉、骨骼和血液。分化过程是由基因控制的。基因是每个细胞都含有的遗传信息单位。

当分化开始时，胚胎内的细胞会形成 3 个细胞层：内胚层，最终发育成肺、消化

道及其他器官的上皮；中胚层，最终发育成肌肉、骨骼、血液、心脏和其他器官；外胚层，最终发育成上面提到的组织以外的所有组织，包括皮肤、指甲、头发和神经系统。

遗传开关

人体很多的身体特征是由从父母那里获得的基因决定的，如眼睛和头发的颜色。基因是 DNA 的片段。每个体细胞内都有一套完整的基因。这套完整的基因被称为"基因组"。在细胞分化中，只有很少一部分基因组被特定的细胞所利用。比如，骨细胞只使用那些与骨骼形成与维持特定细胞生命有关的基因。

生物学家已经发现，有些基因可以起到开关的作用。它们可以打开一些基因（如与骨骼形成有关的基因）和关闭其他的基因

这张照片展示了一个家庭的三代人。儿童在出生后会快速地成长。进入成年期后，人的生长速度就会减缓。

从受精卵到胚胎再到胎儿

父亲的精子和母亲的卵细胞结合在一起形成受精卵（1）。受精卵分裂形成一个紧密的球形细胞团。该细胞团被称为"桑葚胚"（2）。桑葚胚进入子宫。桑葚胚内形成一个空腔，并发育成囊胚（3）。囊胚内层的细胞发育成胚胎。受精之后的第5天或第6天，细胞开始分化。胚胎上出现"折叠"或裂缝（卵裂）。同时囊胚植入子宫内壁（4）。到第17~19天时，外胚层加厚并在之前卵裂的位置形成一个神经板。这个神经板发育成脊髓和大脑。到第19天时，从上方观察胚胎，会发现胚胎很像一个鞋底（5），头部相对较宽。从第8周开始，胚胎发育出出生后的特征。这个阶段的胚胎被称为"胎儿"（6）。胎儿头朝下生长。大脑会首先发育，手的发育在脚的发育之前。在第9周时，胎儿大概有2.85厘米长，并且已经有手指了。到第12周时，胎儿已经可以抬起自己的手并吸吮大拇指。大概7个月后，胎儿体内开始增加脂肪，以应对出生后的生活。9个月后，婴儿出生。

1
第1~3天

受精卵

2
第4天

桑葚胚

细胞分裂

3
第5~6天

空腔

滋养细胞（外层细胞），发育成胎盘的一部分。

内层细胞团发育成胚胎。

卵裂

独立的囊胚

4
第13天

子宫壁
卵裂
外胚层
羊膜
内胚层
滋养层
中胚层

卵黄囊

囊胚植入子宫内壁中。

绒毛（胎盘的分支）从滋养细胞中长出来。

脐带
胚胎
胎盘
羊膜

子宫

卵黄囊

宫颈

阴道

6
第8周

5
第17~19天

卵黄囊
神经板

羊膜（胚胎在其中发育，里面充满液体）

鞋底形状的胚胎

干细胞研究

因为细胞携带着全套的基因，所以它们在分化之前，可以发育成任何类型的组织。这种能力被称为"全能性"。全能性细胞又被称为"干细胞"（如右图所示）。所有其他细胞都是由干细胞分化而来的。科学家正在研究如何利用干细胞为有需要的人创造新的器官。因为干细胞可以为我们创造出健康的新生器官，因此，其成为医学研究领域中最有前途也是最具争议的研究之一。人类的干细胞来自受精卵。有些人认为，为了医学目的的使用尚未出生的人类（受精卵或胚胎）是不道德的。

如果干细胞可以从胚胎以外的地方获取，那么引发的道德争议就可能被解决。科学家发现，脐带中的干细胞可以分化成多种神经细胞，同时他们也已经建立了上百种不同的干细胞系，这些干细胞系被培养在实验室中，可以无限地繁殖。

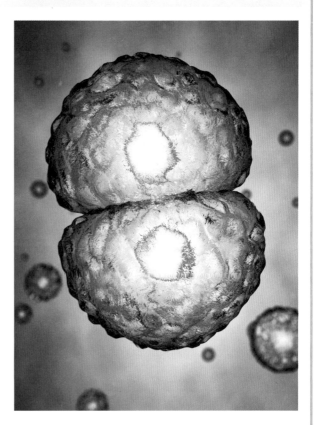

（如与骨骼形成无关的基因）。控制胚胎细胞分化的同源异型框，在20世纪80年代被发现。此外，还有一些基因，调节人出生后生长的时间节点和快慢。

干细胞研究显示，有上千个基因调节胚胎的发育。在这些基因中，有几百个在干细胞研究前一直被认为与胚胎发育无关。科学家正在研究这些基因，以确定它们具体调节的是什么。

成长包括生理和心理（情绪和精神）的变化。在出生后的最初6个月，孩子的生长通常是用身体形态上的变化来衡量的。

新生儿到婴儿

出生后不满28天的婴儿被称为"新生儿"。新生儿的大部分行为和反射有关，尤其是吮吸，反射通常是无意识的。新生儿生长得很快，2个月后，其大脑和神经系统便发育健全，可以进行一些有意识的活动。基本的运动技能从头部开始，向下发展：首先是转动和抬头，最后是控制腿和脚。

在大约3个月的时候，婴儿的生长开始减缓。到5个月时，大部分婴儿的体重达到他们出生时的两倍。第6~12个月，婴儿开始长牙，迈出第一步，开始尝试说话，同时开始展示出他们自身的个性。

儿童期

按照儿童心理发展的特点，儿童期可以分为四个阶段：幼儿期、学龄前期、学龄早期及学龄晚期（或者称为青春前期）*。在幼儿期（一般是1～3岁），儿童的语言和运动能力得到快速提升。蹒跚学步的儿童开始有自我意识，并且开始意识到自己与照顾自己的人是分开的，是独立的个体。有一种说法叫"糟糕的两岁"，是因为这个阶段的儿童对家长的所有要求几乎都说"不"。在这个时期，多数儿童开始学会走路和使用厕所。

学龄前期的儿童，其语言和社交能力得到进一步发展。他们和别的同龄孩子一起玩耍并学会分享。他们的基础运动能力在神

---

* 编辑注：国内将学龄早期和学龄晚期统称学龄期。

在大约6～9个月大时，大部分婴儿可以在没有父母帮助的情况下坐起来。婴儿之后会学着爬行来探索周围的环境。

经系统的发育下进一步提升。这时，他们可以做一些更精细的动作，如用铅笔画画。

学龄早期是身体发育的早期，也是社会和心理发展的重要时期，一般是5～8岁。儿童开始进行社会交往，学习什么样的行为是可以被大众接受的，以及怎样与周围的人或事进行交流互动。学龄早期的儿童变得更为独立，可以自己解决问题。他们也开始发展自己的喜好并形成自我形象。这种形象会受到别人，尤其是父母态度的影响。

学龄晚期（一般是8～12岁），是身体快速发育的阶段，这个阶段的末期，通常是青春期的开始。学龄晚期的儿童渴望独立，但因为要遵守团体的规矩，所以会感受到来自同龄人的压力。

生理发育

身高是衡量发育的重要标准，它显示出人体骨骼发育的情况。人在子宫中生长得最快，在胎儿生长到34周左右达到峰值。尽管人体内不同的身体组织在不同时间的生长速度不同，但人的生长都是在精密调控和

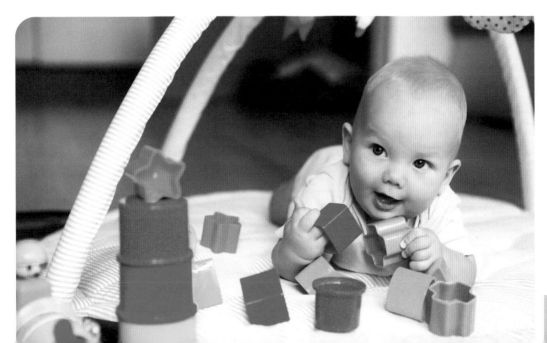

平衡的过程中发展的，人的生长是由内分泌系统中的腺体控制的。腺体是产生激素的组织。激素是控制或触发体内化学反应的物质。有些激素只与生长有关，分泌与生长有关激素的腺体包括垂体（由下丘脑控制）、甲状腺、肾上腺及性腺。

垂体和甲状腺产生的激素，确保了稳定的生长模式。例如，生长的稳定性使两条腿的长度保持一致。肾上腺和性腺产生的激素则不同，它们能引起人体生长中快速且剧烈的变化。

青春期的发育通常从10～14岁开始，大概持续6～10年。有几种激素导致青春期身体的生长出现剧烈变化。身体的迅速生长从四肢开始，头部的轮廓也会变得更长和更直，很多青少年也敏锐地觉察到他们皮肤的变化。当产生油脂的腺体变得活跃时，皮肤会变得越来越粗糙，有时甚至会出现痤疮。

在青春期，第二性征会出现。激素使男孩长出胡须和胸毛，声音变粗并有更强壮的肌肉。女孩的乳房开始发育，盆骨（臀

腺体和激素

对生长起主要控制作用的是人脑深处的下丘脑。下丘脑确保了脑细胞的正常工作，也决定了不同发育阶段开始的时间节点，如青春期的开始节点。下丘脑就好像人体内的一个时钟，可以准确评估身体是否为生长做好了准备。下丘脑发出的信号可以激活脑底部的垂体，垂体前叶是调节生长的控制中心。这就是它经常被称为"人体核心腺体"的原因。

垂体产生促生长素。它刺激甲状腺，并让其在刺激下产生甲状腺激素。甲状腺激素控制发育和维持身体许多器官的比例。甲状腺激素——甲状腺素和促生长素——一起确保了骨骼正常的生长。

青春期时，下丘脑向垂体释放信号，使其释放出大量的促性腺激素。这种激素作用于生殖器官，刺激年轻男性的睾丸或年轻女性的卵巢产生对应的性激素（男性生成睾酮，女性生成雌激素）。在男孩身体中，肾上腺分泌雄激素。雄激素与睾酮一起促进男孩身体中与性成熟相关的身体变化和生长。在女孩身体中，下丘脑刺激卵巢产生雌激素，从而引发月经。肾上腺产生的雄激素对青春期男孩的影响较大，对青春期女孩影响较小。

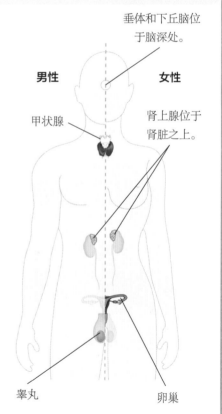

垂体和下丘脑位于脑深处。

男性　　**女性**

甲状腺

肾上腺位于肾脏之上。

睾丸　　卵巢

内分泌系统中与发育和生长有关的腺体。卵巢只有女性有，睾丸只有男性有，其他的腺体男女都有。

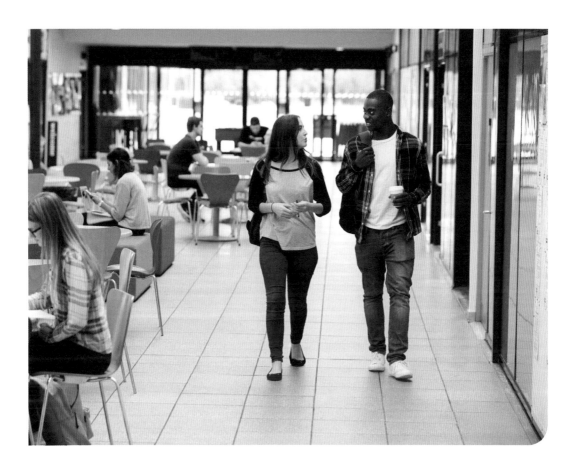

孩子逐渐长大成人，他们不再依赖父母无条件的支持，开始为自己的行为负责。

部）变宽。男孩和女孩都会长出阴毛。随着青春期的发育进入成熟期，成年人的身体特征全部出现。青春期激素也趋于稳定。

老化

变老是老化的过程。从远古时代起，生活在地球上的人们，在很长的时间里，平均寿命远低于 40 岁。大概在 1 万年前，当农业生产取代原始狩猎采集的生活方式时，这种情况才开始改变。在近几个世纪里，人类的平均寿命不断增长，并在 20 世纪实现了飞跃。

现在，对于科学家来说，弄明白人体为什么会衰老及以什么样的方式衰老变得越来越重要。全球人口正在进入老龄化，政府每年都要花费数十亿美元来保证老年人的医疗照顾。因此，我们需要找到年老时候如何保持健康的方法。

平均寿命和老龄化

日本人的平均寿命是全世界最高的，可以达到 83 岁。这个数字是 2.5 万年前人类平均寿命的两倍多。发生这样的变化是因为居住在发达国家的大部分人有着相对充足的食物，也很少面临艰苦的生存环境，同时也有充裕的医疗和口腔保健资源，但衰老本身是无法避免的。

什么导致了衰老

多年来，衰老一直被简单地认为是人在过了生殖年龄后发生的渐进过程。20世纪60年代，科学家发现，衰老其实发生在细胞层面。他们的研究表明，很多细胞有固定的分裂次数。大概在分裂50次后，细胞就不再分裂和自我修复。这个现象被称为"细胞衰老"。

绝大多数细胞含有由脱氧核糖核酸（DNA）组成的染色体。特定的DNA序列构成基因，基因控制着细胞的功能。细胞的老化被认为是每次分裂后染色体端粒不断缩短造成的。染色体的端粒没有任何基因，最终会变得很短，导致细胞分裂时不得不丢失遗传信息。

衰老可以被逆转吗

20世纪80年代，生物学家发现了一种被称为"端粒酶"的化学物质。端粒酶属于人体内的一种酶，可以为体内的化学反应提供动力。端粒酶在胎儿的干细胞中。胎儿干细胞是胎儿体内尚未分化（变成特定细胞）的细胞。端粒酶可以修复端粒，因而可以使细胞持续分裂。

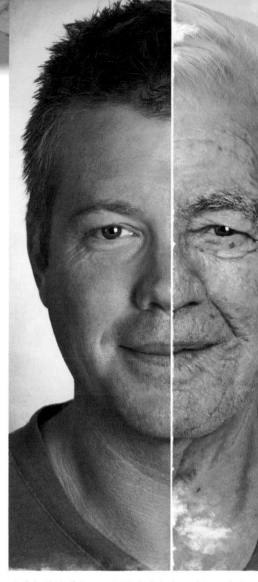

随着年龄的增长，人们的皮肤会出现皱纹，头发也会变得灰白。有些人还遭受着无形的智力退化，如记忆丧失或痴呆。

体内生成的各种酶，如端粒酶，都是由基因控制的。也许有一天，我们可以通过控制基因人为地控制端粒酶生成的时机。科学家正在研究这种基因治疗的效果。

衰老会导致什么

当人变老时，头发通常会变得灰白，男性可能会秃头；皮肤变得干燥、失去弹性、出现皱纹；对体温的调节能力变差。这使得老年人很容易出现体温过低的情况（到危险的程度）。

骨关节炎

当变老时，人会变得不再那么灵活。他们的关节随着衰老开始僵硬，甚至在多年的磨损后开始疼痛。受影响的关节包括膝盖、髋部、手、脚及肩膀等部位的关节。这种情况被称为"骨关节炎"。几乎所有接近70岁的人都会有某种程度的骨关节炎。

照顾好自己的身体

衰老是一个自然过程，尽管现代人的平均寿命在不断增加，但现在的老年人面临着前所未有的挑战。现代人每天的运动量比过去少很多。这是因为在过去走路是主要的交通方式，家务劳动也需要耗费很多体力。在发达国家，饮食也是一个大问题。尽管现在有越来越多的健康食品，但很多食品中还是添加了大量的糖和动物脂肪。这些食品会增加肥胖，导致很多健康问题，其中就包括心脏病和2型糖尿病。

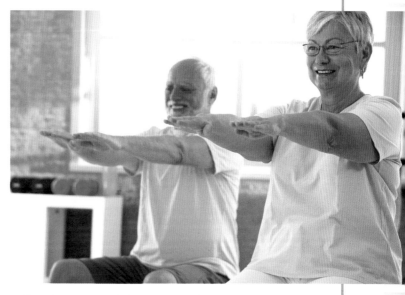

坚持运动是对抗衰老带来的身体和精神症状的最好方法。吃富含糖和脂肪的加工食品有害健康。

肌肉的力量从25岁左右开始下降，到85岁时只剩巅峰时的一半。人们的身高会缓慢下降，走路时可能会微微佝偻身体。骨骼强度降低，有时会出现骨质疏松。骨质疏松是指人体内的骨骼变得更薄、密度更低、更脆的疾病。骨质疏松可能导致很严重的健康问题。

骨质疏松是65岁以上老人髋部骨折的主要原因之一。预防措施包括定期锻炼，在饮食中摄入足量的钙和维生素D。随着年龄的增长，人的感官也会不断退化，视力会衰退，尤其是在光线不足的情况下。很多老人会在阅读或者需要看远物的情况下佩戴眼镜。从30岁开始，听力也会不断衰退，但通常到年纪较大的时候，人们才会发现无法听到确定的声音。当超过60岁时，人的反应会变得迟缓。有些人会出现短期记忆缺失。尽管脑组织会随着衰老而减少，但很多人受身体变化的影响比精神上的影响多。

科学词汇

骨关节炎： 以关节软骨的变性、破坏及骨质增生为特征的慢性关节病，常见于中老年人。主要表现为缓慢发展的关节疼痛、僵硬及肿胀伴活动受限等。

骨质疏松： 以骨强度下降、骨折风险增加为特征的骨骼系统疾病。

青春期： 由儿童发育到成人的过渡时期。

Books

Al-Khalili, Jim and McFadden, J. *Life on the Edge: The Coming of Age of Quantum Biology*. London: Black Swan, 2015.

Anders, M. *DNA, Genes, and Chromosomes (Genetics)*. Mankato, Mn: Capstone Press, 2019.

Brunelle, L. (ed). *Protists and Fungi*. Milwaukee, WI: Gareth Stevens Publishing, 2003.

Campbell, Neil A, Urry Lisa A, et el. *Biology: A Global Approach, Global Edition*. London: Pearson Education, 2017.

Dawkins, R. *The Blind Watchmaker: Why the Evidence of Evolution Reveals a Universe without Design*. New York: W. W. Norton, 1996.

Day, T. *Routes of Science: Genetics. San Diego*, CA: Blackbirch Press, 2004.

Howard, J. *Darwin: A Very Short Introduction*. New York: Oxford University Press, 2001.

Latham, D. *Ecology*. Chicago, IL: Heinemann-Raintree, 2009.

Llewellyn, C. *The Big Book of Bones*. New York: Peter Bedrick Books, 1998.

Loxton, D. *Evolution: How We and All Living Things Came to Be*. Toronto, CA: Kids Can Press, 2010.

Morgan, B. (ed). *Biomes Atlases*. Chicago, IL: Raintree, 2010.

Parker, S. *In Your Genes: Genetics and Reproduction*. Chicago, IL: Heinemann-Raintree, 2007.

Séquin, Margareta. *The Chemistry of Plants and Insects: Plants, Bugs, and Molecules*. London: Royal Society of Chemistry, 2017.

Sneddon, R. *Cells and Life: Cell Division and Genetics*. Chicago, IL: Heinemann library, 2002.

Ward, B. R. *Microscopic Life in Your Body*. North Mankato, MN: Smart Apple Media, 2004.